I0773914

COMPRENDRE

LE TROUBLE PERSISTANT DE L'EXCITATION GÉNITALE

Un Guide Clinique sur L'étiologie, les Symptômes et la Prise en Charge Multidisciplinaire

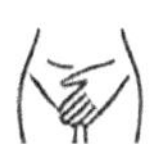 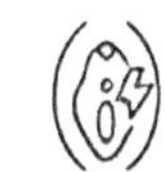 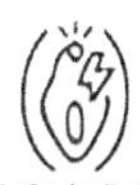 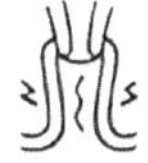

 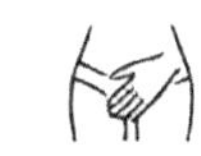 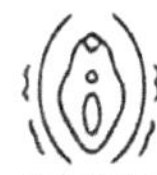 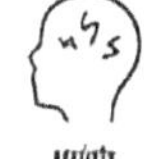

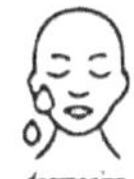 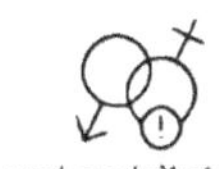 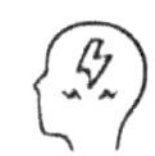 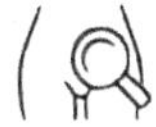

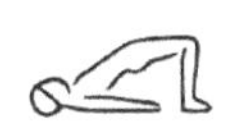   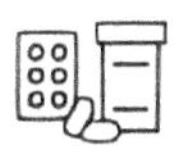

Isabella White

Droits d'auteur © 2024 par Isabella White.

Les informations contenues dans ce livre ne sont pas destinées à diagnostiquer, traiter, guérir ou prévenir une maladie ou un problème médical. Le contenu est uniquement destiné à des fins informatives et éducatives. Il ne constitue pas un substitut à l'avis médical de votre médecin ou d'un autre professionnel de la santé. Veuillez consulter un professionnel de la santé qualifié pour tout problème de santé. L'auteur et l'éditeur déclinent toute responsabilité quant aux effets néfastes de l'application des informations fournies ici.

Table des Matières

Chapitre 8
Populations Particulières et Considérations

Chapitre 9
Orientations Futures et Questions sans Réponse

Introduction

Définition et Critères de Diagnostic

Trouble Persistant de L'excitation Génitale (PGAD) est une affection rare et souvent mal comprise, caractérisée par une excitation génitale spontanée, persistante et incessante en l'absence de désir ou de stimulation sexuelle. Cet état chronique d'engorgement et de sensibilité génitales peut provoquer une détresse physique et émotionnelle importante, nuisant à la qualité de vie d'un individu.

Selon la cinquième édition du Manuel diagnostique et statistique des troubles mentaux (DSM-5), les critères diagnostiques du PGAD comprennent:

- Sentiments persistants ou récurrents d'excitation génitale qui ne sont pas initiés par un intérêt ou un désir sexuel et qui ne sont pas liés à des pensées, des comportements ou des stimuli sexuels.

- L'excitation persiste pendant une période prolongée (par exemple, des heures, des jours ou plus) et ne disparaît pas complètement.
- L'excitation génitale persistante provoque une détresse ou une altération importante du fonctionnement personnel, social, professionnel ou dans d'autres domaines critiques.
- Un autre problème de santé, une consommation de substances ou un autre médicament ne rend pas mieux compte des symptômes.

Le PGAD est distinct de l'hypersexualité ou de l'augmentation du désir sexuel. Les personnes atteintes de PGAD éprouvent une excitation génitale physique sans le désir psychologique ou émotionnel d'activité sexuelle qui l'accompagne. Cette déconnexion entre les composantes physiques et psychologiques de l'excitation sexuelle est une caractéristique déterminante du PGAD.

La maladie peut se manifester sous diverses formes, notamment un engorgement génital persistant, des battements génitaux, des sensations de pulsation ou une sensation constante d'être au bord de l'orgasme. Ces symptômes peuvent être présents de manière continue ou intermittente, durant de plusieurs heures à plusieurs jours ou semaines.

Le PGAD peut survenir chez des individus de tout âge, sexe ou orientation sexuelle, bien qu'il soit plus fréquemment signalé chez les femmes. L'apparition des symptômes peut être soudaine ou progressive et la maladie peut persister pendant des mois ou des années sans rémission.

Histoire et Aperçu

Le trouble persistant de l'excitation génitale (PGAD) a une histoire relativement récente en termes de reconnaissance formelle et de compréhension scientifique. Cependant, les rapports faisant état d'individus éprouvant une excitation génitale inexpliquée et non désirée remontent à la fin du 20e siècle.

L'un des premiers cas documentés de PGAD a été signalé en 2001 par ***Dre Sandra Leiblum***, psychologue et sexologue à l'Université de Pennsylvanie. Elle a décrit un groupe de femmes qui ont éprouvé une excitation génitale persistante et intrusive sans rapport avec le désir ou la stimulation sexuelle. Ce premier rapport a contribué à sensibiliser la communauté médicale à cette maladie.

Au cours des années suivantes, davantage de cas ont été signalés et les chercheurs ont commencé à étudier les causes potentielles, les symptômes et les options de traitement du PGAD. En 2008, cette affection a été officiellement reconnue et incluse dans la troisième édition révisée de la Classification statistique internationale des maladies et des problèmes de santé connexes (CIM-10) sous le code N94.8, « Autres affections spécifiées associées aux organes génitaux féminins et au cycle menstruel. ".

L'inclusion du PGAD dans la CIM-10 a contribué à l'établir comme une condition médicale légitime, encourageant des recherches plus approfondies et facilitant le développement de critères de diagnostic et de protocoles de traitement. Par la suite, en 2013, l'American Psychiatric Association a publié le PGAD dans la cinquième édition du Manuel diagnostique et statistique des troubles mentaux (DSM-5).

Malgré sa reconnaissance relativement récente, le PGAD a probablement été présent tout au long de l'histoire, mais il a pu être mal compris, mal diagnostiqué ou négligé en raison de la stigmatisation sociétale entourant les discussions sur la santé sexuelle et les troubles de l'excitation génitale.

À mesure que la sensibilisation au PGAD augmente, de plus en plus de personnes consultent un médecin pour leurs symptômes, ce qui entraîne des efforts de recherche accrus et une meilleure compréhension de la maladie. Cependant, il reste beaucoup à apprendre sur les causes sous-jacentes, la prévalence et les approches thérapeutiques les plus efficaces du PGAD.

Dans l'ensemble, même si le PGAD est une maladie reconnue relativement récemment, elle représente un pas en avant important dans la reconnaissance et le traitement d'un trouble pénible de l'excitation génitale qui peut avoir un impact profond sur la qualité de vie d'un individu.

Épidémiologie et Prévalence

Déterminer la prévalence et l'épidémiologie précises de**Trouble persistant de l'excitation génitale (PGAD)** a été difficile en raison de plusieurs facteurs, notamment sa reconnaissance relativement récente, sa sous-déclaration et son diagnostic erroné potentiel.

Aucune étude épidémiologique à grande échelle ne fournit actuellement d'estimations définitives de la prévalence du PGAD. Cependant, sur la base des recherches et des rapports de cas disponibles, cette maladie est généralement considérée comme une maladie rare.

L'une des premières études, publiée en 2009 par Leiblum et ses collègues, a fait état d'une série de cas de 19 femmes diagnostiquées avec un PGAD. Cette étude a mis en évidence la diversité des présentations et des étiologies potentielles associées à la maladie.

En 2012, une enquête menée par la Société internationale pour l'étude de la santé sexuelle des femmes (ISSWSH) a reçu les réponses de 108 femmes s'identifiant comme souffrant de PGAD. Bien que cette enquête ait fourni des informations précieuses sur les expériences des personnes atteintes de PGAD, il ne s'agissait pas d'une étude basée sur la population. Il se peut qu'elle ne reflète pas avec précision la véritable prévalence.

Plus récemment, en 2018, une étude publiée dans le Journal of Sex & Marital Therapy a analysé les données d'une enquête en ligne complétée par 109 personnes atteintes de PGAD. Les résultats ont indiqué que le PGAD peut affecter des individus de tous âges, sexes et orientations sexuelles. Cependant, cela semble être plus fréquemment signalé chez les femmes cisgenres.

Malgré le manque de données épidémiologiques à grande échelle, il est généralement admis que le PGAD est une maladie rare touchant un faible pourcentage de la population. Toutefois, les taux de prévalence peuvent être plus élevés que ceux estimés en raison d'une sous-déclaration et d'erreurs de diagnostic. Plusieurs facteurs contribuent à la sous-déclaration du PGAD, notamment :

1. **Inconscient:** De nombreuses personnes et professionnels de la santé peuvent avoir besoin de se familiariser davantage avec le PGAD, ce qui peut conduire à un diagnostic erroné ou à l'ignorance des symptômes.
2. **Stigmatisation et embarras:** La nature intime des symptômes et les tabous sociétaux entourant les discussions sur la santé sexuelle

peuvent rendre les individus réticents à consulter un médecin.

3. **Erreur de diagnostic:** Les symptômes du PGAD peuvent être attribués à tort à d'autres conditions, telles que l'hypersexualité ou des troubles psychologiques, conduisant à des diagnostics incorrects.

À mesure que la recherche et la sensibilisation au PGAD continuent de croître, des données épidémiologiques plus précises seront disponibles, permettant une meilleure compréhension de la prévalence et de la répartition de cette maladie au sein de différentes populations.

Chapitre 1

L'étiologie du Trouble Persistant de L'excitation Génitale

Facteurs Physiologiques

L'étiologie du trouble persistant de l'excitation génitale (PGAD) n'est pas entièrement comprise et il s'agit probablement d'une affection multifactorielle avec divers facteurs physiologiques potentiels. Bien que les mécanismes exacts sous-jacents au PGAD restent insaisissables, plusieurs facteurs physiologiques ont été proposés et étudiés:

1. **Facteurs neurologiques:**
   - **Dérégulation du système nerveux central (SNC):** Le PGAD peut être lié à des modifications de l'hypothalamus, de l'amygdale et du cortex préfrontal, qui sont des parties du cerveau qui

contrôlent l'excitation et l'inhibition sexuelles.

- **Dysfonctionnement du nerf sensoriel:** Certains chercheurs suggèrent que le PGAD pourrait résulter d'une signalisation nerveuse sensorielle anormale ou d'une hypersensibilité dans la région génitale, conduisant à des sensations d'excitation persistantes.

2. **Facteurs vasculaires:**

   - **Augmentation du flux sanguin pelvien:** Chez les personnes atteintes de PGAD, des anomalies dans la régulation du flux sanguin pelvien ou du tonus vasculaire peuvent contribuer à un engorgement et à une excitation génitaux persistants.

   - **Syndrome de congestion pelvienne:** Certains cas de PGAD ont été associés au syndrome de congestion pelvienne, une affection caractérisée par des veines pelviennes dilatées et engorgées, pouvant provoquer des douleurs pelviennes et un inconfort génital.

3. **Facteurs endocriniens et hormonaux:**
   - **Déséquilibres hormonaux:** Des fluctuations ou des déséquilibres hormonaux, tels que les œstrogènes, la progestérone et la testostérone, ont été proposés comme contributeurs potentiels au PGAD, en particulier dans les cas associés à la ménopause ou à l'hormonothérapie.
   - **Dysfonctionnement thyroïdien:** Certaines études ont suggéré un lien possible entre le PGAD et les troubles thyroïdiens, bien que ce lien ne soit pas bien établi.

4. **Atteinte de la moelle épinière ou des nerfs périphériques:**
   - **Lésion ou lésions de la moelle épinière:** Dans certains cas, le PGAD a été rapporté chez des personnes présentant des lésions ou des lésions de la moelle épinière, ce qui suggère que des perturbations des voies vertébrales impliquées dans

l'excitation et l'inhibition sexuelles peuvent jouer un rôle.

  - ○ **Compressions ou blessures des nerfs périphériques:** Une compression ou des lésions des nerfs périphériques innervant la région génitale, comme le nerf pudendal, ont été associées au PGAD dans certains cas.

Pour de nombreuses personnes atteintes de PGAD, aucune cause physiologique spécifique ne peut être identifiée et la pathologie peut être idiopathique ou multifactorielle, impliquant une combinaison de facteurs physiologiques, psychologiques et environnementaux.

Facteurs Neurologiques

On pense que les facteurs neurologiques jouent un rôle important dans l'étiologie du trouble persistant de l'excitation génitale (PGAD). On pense que l'interaction complexe entre diverses régions du cerveau et voies neuronales impliquées dans l'excitation sexuelle, l'inhibition et le traitement sensoriel est perturbée chez les personnes atteintes de PGAD. Plusieurs mécanismes neurologiques ont été proposés comme contributeurs potentiels :

1. **Dérégulation du système nerveux central (SNC):**
   - L'hypothalamus, l'amygdale et le cortex préfrontal sont des régions cérébrales clés qui régulent l'excitation et l'inhibition sexuelles.
   - Des anomalies fonctionnelles ou structurelles dans ces régions ou leurs interconnexions peuvent conduire à un déséquilibre entre les mécanismes excitateurs et inhibiteurs, entraînant une excitation génitale persistante.
   - Des études de neuroimagerie ont montré des différences dans les schémas d'activité cérébrale et la connectivité fonctionnelle chez les individus atteints de PGAD par rapport aux témoins sains.

2. **Dysfonctionnement du nerf sensoriel:**
   - Le PGAD peut être associé à une altération du traitement sensoriel ou à une hypersensibilité dans la région génitale.

- Des anomalies des nerfs périphériques ou spinaux qui innervent la région génitale, comme le nerf pudendal, pourraient contribuer à la perception de sensations d'excitation persistantes.
- Les dommages ou la compression de ces nerfs dus à une blessure, une intervention chirurgicale ou d'autres conditions peuvent perturber la signalisation sensorielle normale et potentiellement déclencher des symptômes de PGAD.

3. **Déséquilibres des neurotransmetteurs:**
   - Les neurotransmetteurs, tels que la dopamine, la sérotonine et la noradrénaline, jouent un rôle crucial dans la régulation de l'excitation sexuelle, du désir et de l'inhibition.
   - Des déséquilibres ou une dérégulation de ces systèmes de neurotransmetteurs ont été proposés comme contributeurs potentiels au PGAD. Cependant, les mécanismes spécifiques doivent encore être mieux compris.

4. Neuroplasticité et conditionnement:

- Certains chercheurs suggèrent que le PGAD pourrait impliquer une forme de neuroplasticité aberrante, dans laquelle les voies neuronales du cerveau liées à l'excitation sexuelle deviennent trop sensibilisées ou conditionnées.
- Des sensations d'excitation génitale persistantes, même en l'absence de désir sexuel, peuvent renforcer ces voies neuronales, perpétuant ainsi le cycle du PGAD.

Les facteurs neurologiques contribuant au PGAD sont complexes et peuvent varier selon les individus. Dans certains cas, le PGAD peut être associé à des affections neurologiques sous-jacentes, telles que des lésions de la moelle épinière, la sclérose en plaques ou la maladie de Parkinson, qui peuvent affecter les voies neuronales impliquées dans l'excitation et l'inhibition sexuelles.

Facteurs Psychologiques

On pense que les facteurs psychologiques jouent un rôle important dans le développement et le maintien du trouble persistant de l'excitation génitale (PGAD). Bien que les mécanismes physiologiques sous-jacents au PGAD ne soient pas entièrement compris, l'impact psychologique et la détresse associée peuvent exacerber et perpétuer la maladie. Plusieurs facteurs psychologiques ont été proposés comme contributeurs au PGAD:

1. **Anxiété et stress:**
   - Des niveaux élevés d'anxiété, de stress et de détresse émotionnelle peuvent entraîner des changements physiologiques susceptibles de contribuer ou d'aggraver les symptômes du PGAD.
   - Le stress chronique peut perturber le fonctionnement normal de l'axe hypothalamo-hypophyso-surrénalien (HPA), qui régule les réponses au stress et peut influencer les mécanismes d'excitation sexuelle.
   - L'anxiété et la peur liées aux sensations d'excitation persistantes peuvent créer un cycle d'anxiété d'anticipation, exacerbant encore les symptômes.

2. **Facteurs cognitifs et attentionnels:**
   - Une concentration persistante et une hypervigilance envers les sensations d'excitation génitale peuvent renforcer les voies neuronales et perpétuer la perception de l'excitation.
   - Les pensées catastrophiques et les évaluations cognitives négatives des symptômes peuvent accroître la détresse et entraver les stratégies d'adaptation.

3. **Conditions psychologiques comorbides:**
   - Le PGAD a été rapporté chez des personnes souffrant de troubles psychologiques concomitants, tels que la dépression, les troubles anxieux, le trouble obsessionnel-compulsif (TOC) ou le trouble de stress post-traumatique (SSPT).
   - Ces conditions peuvent contribuer au développement ou au maintien du PGAD par le biais de mécanismes tels qu'une régulation altérée des

neurotransmetteurs, des réponses au stress ou des distorsions cognitives.

4. **Traumatismes et expériences de vie défavorables:**
   - Certaines personnes atteintes de PGAD signalent des antécédents de traumatismes physiques, sexuels ou émotionnels, qui peuvent avoir des impacts psychologiques et physiologiques durables.
   - Les mécanismes liés aux traumatismes, tels que la dissociation, l'hyperexcitation et la dérégulation du système de réponse au stress, peuvent jouer un rôle dans la manifestation des symptômes du PGAD.

5. **Dysfonction sexuelle et facteurs relationnels:**
   - Le PGAD peut entraîner une détresse importante et une altération du fonctionnement sexuel, ce qui peut contribuer à des difficultés relationnelles, à des problèmes d'intimité et à une détresse psychologique accrue.

- L'impact du PGAD sur le bien-être sexuel et relationnel d'un individu peut créer un schéma cyclique, exacerbant le fardeau psychologique associé à la maladie.

Bien que des facteurs psychologiques puissent contribuer au développement et au maintien du PGAD, ils n'en sont pas la seule cause. Une évaluation complète et une approche multidisciplinaire abordant les aspects physiologiques et psychologiques sont souvent nécessaires pour gérer efficacement le PGAD.

Autres Causes Potentielles

Bien que les principaux facteurs étiologiques associés au trouble de l'excitation génitale persistante (PGAD) soient physiologiques, neurologiques et psychologiques, plusieurs autres causes potentielles et facteurs contributifs ont été explorés ou proposés.

Il est essentiel de considérer la nature multifactorielle du PGAD et l'interaction potentielle entre divers facteurs:

1. **Effets des médicaments et des substances:**
   - Certains médicaments, tels que les antidépresseurs (par exemple, la trazodone, la venlafaxine), les médicaments dopaminergiques (par exemple, l'aripiprazole, la cabergoline) et d'autres, ont été associés au développement ou à l'exacerbation des symptômes de PGAD chez certaines personnes.
   - La consommation de substances illicites, comme le cannabis ou les amphétamines, a également été signalée dans certains cas de PGAD. Cependant, les mécanismes ne sont pas bien compris.

2. **Dysfonctionnement des muscles du plancher pelvien:**
   - Des anomalies ou une dérégulation de la fonction des muscles du plancher pelvien, notamment une hypertonie ou une spasticité, ont été proposées comme contributeurs potentiels aux

symptômes du PGAD dans certains cas.

- Le dysfonctionnement des muscles du plancher pelvien peut provenir de diverses causes, telles que l'accouchement, une chirurgie pelvienne ou des troubles neurologiques.

3. Facteurs endocriniens et hormonaux:

- Des déséquilibres ou des fluctuations hormonaux, particulièrement liés aux œstrogènes, à la progestérone et à la testostérone, ont été associés à l'apparition ou à l'exacerbation du PGAD dans certains cas.

- Des conditions telles que la ménopause, l'hormonothérapie ou les troubles endocriniens peuvent contribuer au développement du PGAD chez certaines personnes.

4. Facteurs vasculaires et circulatoires:

- Des anomalies du flux sanguin pelvien ou du tonus vasculaire, telles que celles observées dans le syndrome de congestion pelvienne, ont été associées à un engorgement génital persistant et à une excitation dans certains cas de PGAD.

- Des conditions vasculaires ou des variations anatomiques peuvent contribuer à une modification du flux sanguin dans la région pelvienne.

5. **Facteurs génétiques et familiaux:**
   - Bien que rares, des cas de regroupement familial ou de prédispositions génétiques potentielles au PGAD ont été signalés, ce qui suggère que des facteurs génétiques peuvent jouer un rôle dans certains cas.
   - Des recherches supplémentaires sont nécessaires pour explorer les composantes génétiques et héréditaires potentielles du PGAD.

6. **Causes idiopathiques ou inconnues:**
   - Dans une proportion significative de cas de PGAD, aucune cause sous-jacente claire ne peut être identifiée et la pathologie est

> considérée comme idiopathique ou d'étiologie inconnue.
> - ○ Cela met en évidence la complexité du PGAD et la nécessité de poursuivre les recherches pour découvrir les mécanismes multifactoriels potentiels contribuant à son développement.

Il est essentiel de reconnaître que le PGAD est une maladie hétérogène et que les facteurs contributifs spécifiques peuvent varier selon les individus. Une évaluation complète, prenant en compte les antécédents médicaux du patient, ses médicaments, les déclencheurs potentiels et les conditions associées, est essentielle pour élaborer un plan de prise en charge efficace adapté aux besoins de l'individu.

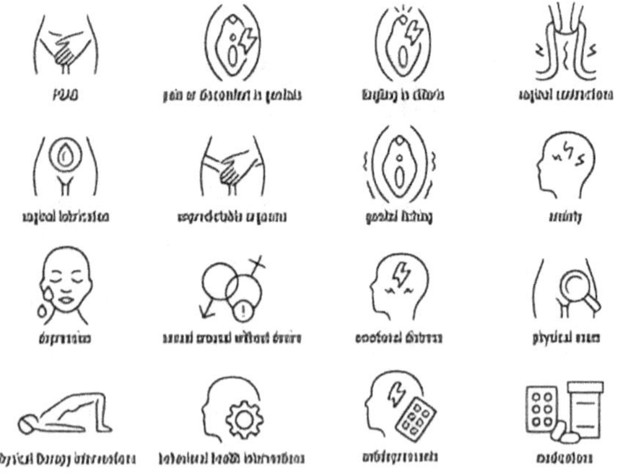

Chapitre 2

Symptômes et Présentation Clinique

Symptômes Physiques

Le trouble de l'excitation génitale persistante (PGAD) est caractérisé par une gamme de symptômes physiques liés à des sensations d'excitation génitale persistantes ou récurrentes qui ne sont pas liées au désir ou à la stimulation sexuelle. Les symptômes physiques du PGAD peuvent être pénibles et avoir un impact significatif sur la qualité de vie d'un individu. Les symptômes physiques les plus courants comprennent:

1. **Engorgement et gonflement génitaux persistants ou intermittents:**
   - Les personnes atteintes de PGAD souffrent souvent d'un engorgement et d'un gonflement prolongés de la région génitale, y compris du clitoris, des

lèvres ou du pénis, sans aucune stimulation ou désir sexuel apparent.

- o Une sensation lancinante ou pulsée peut accompagner ce gonflement génital.

2. Hypersensibilité génitale et dysesthésie:

- o Le PGAD peut provoquer une sensibilité et un inconfort accrus dans la région génitale, même un contact léger ou une pression déclenchant des sensations intenses.
- o Certaines personnes signalent une sensation de brûlure, de picotement ou de choc électrique dans la région génitale.

3. Sensations d'excitation persistantes et sentiment d'être "à la limite":

- o Un symptôme caractéristique du PGAD est la sensation constante ou intermittente d'être au bord de l'orgasme sans aucun désir ou stimulation sexuelle qui l'accompagne.
- o Ces sensations peuvent être décrites comme une sensation persistante de

battements, de pulsations ou de pression génitales.

4. **Contractions et spasmes musculaires involontaires:**
   - Certaines personnes atteintes de PGAD ressentent des contractions musculaires ou des spasmes involontaires au niveau du plancher pelvien, de la région génitale ou de l'intérieur des cuisses, ce qui peut contribuer à des sensations d'excitation persistantes.

5. **Douleur ou inconfort génital:**
   - Un engorgement et une excitation génitaux prolongés peuvent entraîner des douleurs, des courbatures ou un inconfort dans la région génitale, qui peuvent être exacerbés par l'activité physique ou la pression.

6. **Lubrification vaginale ou engorgement du pénis:**
   - Le PGAD peut également se manifester par une lubrification vaginale excessive ou continue ou un engorgement du

pénis, malgré l'absence de désir ou de stimulation sexuelle.

Certaines personnes peuvent présenter des symptômes continus, tandis que d'autres peuvent avoir des épisodes intermittents avec des périodes sans symptômes. De plus, les symptômes physiques peuvent être accompagnés de détresse psychologique, d'anxiété et de difficultés dans les activités quotidiennes, la fonction sexuelle et les relations personnelles.

Un diagnostic précis et la reconnaissance des symptômes physiques du PGAD sont essentiels pour fournir une prise en charge et un soutien appropriés aux personnes affectées. Une évaluation complète par un professionnel de la santé est essentielle pour exclure d'autres affections sous-jacentes potentielles et élaborer un plan de traitement individualisé.

Symptômes Psychologiques

Le trouble persistant de l'excitation génitale (PGAD) peut avoir un impact profond sur le bien-être psychologique d'un individu, conduisant à divers symptômes psychologiques qui peuvent exacerber la détresse et les déficiences associées à cette maladie.

Les symptômes psychologiques du PGAD peuvent être débilitants et peuvent inclure:

1. **Anxiété et stress:**
   - La nature persistante et intrusive des symptômes du PGAD peut entraîner une anxiété, une inquiétude et une détresse émotionnelle importantes.
   - Les individus peuvent ressentir une anxiété d'anticipation, craignant l'apparition ou la récurrence de sensations d'excitation indésirables.
   - Le stress et l'anxiété chroniques peuvent exacerber davantage les symptômes physiques du PGAD, créant ainsi un cercle vicieux.

2. **Dépression et mauvaise humeur:**
   - La lutte constante contre les symptômes du PGAD, associée à leur impact sur la vie quotidienne et les relations personnelles, peut contribuer aux sentiments de tristesse, de désespoir et de dépression.
   - L'incapacité de trouver un soulagement ou un traitement efficace peut conduire

à un sentiment d'impuissance et à une diminution de l'estime de soi.

3. **Embarras et isolement social:**
   - La nature intime et taboue des symptômes du PGAD peut amener les individus à se sentir gênés ou honteux, conduisant à l'isolement social et à l'évitement des situations sociales.
   - La peur d'être jugé ou incompris peut contribuer davantage aux sentiments de solitude et de repli sur soi.

4. **Difficultés avec l'intimité et les relations:**
   - Le PGAD peut avoir un impact significatif sur la fonction sexuelle et l'intimité, entraînant des défis dans les relations amoureuses et la satisfaction du partenaire.
   - La déconnexion entre l'excitation physique et le désir psychologique peut créer des tensions et des tensions dans les relations.

5. **Troubles du sommeil et fatigue:**
   - Les sensations d'éveil persistantes et la détresse associée peuvent interférer avec la qualité du sommeil, entraînant de l'insomnie, des difficultés à s'endormir ou à rester endormi et une fatigue diurne.
   - Des habitudes de sommeil perturbées peuvent exacerber davantage les symptômes psychologiques et nuire au bien-être général.

6. **Difficultés cognitives et troubles de la concentration:**
   - La préoccupation constante des symptômes du PGAD peut rendre difficile la concentration sur les tâches quotidiennes, le travail ou les études, entraînant des difficultés cognitives et des troubles de la concentration.
   - Les pensées intrusives et les ruminations sur la maladie peuvent contribuer à ces défis cognitifs.

7. **Conditions psychologiques comorbides:**

   - Le PGAD a été associé à un risque accru de troubles psychologiques concomitants, tels que les troubles anxieux, la dépression, le trouble obsessionnel-compulsif (TOC) ou le trouble de stress post-traumatique (SSPT).
   - Ces conditions comorbides peuvent encore aggraver la détresse psychologique et les déficiences ressenties par les personnes atteintes de PGAD.

Il est crucial d'aborder les aspects physiques et psychologiques du PGAD grâce à une approche multidisciplinaire impliquant des professionnels de la santé, des spécialistes de la santé mentale et des ressources de soutien.

Impact sur la Qualité de Vie

Le trouble persistant de l'excitation génitale (PGAD) peut avoir un impact profond et étendu sur la qualité de vie globale d'un individu, affectant divers aspects de son fonctionnement quotidien, de son bien-être et de ses relations personnelles. La nature persistante et intrusive des symptômes du PGAD peut perturber considérablement les activités normales et entraîner une détresse et une déficience importantes. L'impact sur la qualité de vie peut se manifester des manières suivantes:

1. **Interférence avec les activités quotidiennes et la productivité:**
   - La préoccupation constante des symptômes du PGAD, tels que les sensations d'éveil persistantes, l'inconfort et la détresse psychologique associée, peut rendre difficile la concentration sur les tâches quotidiennes, le travail ou les études.
   - Les individus peuvent connaître une baisse de productivité, de l'absentéisme ou des difficultés à remplir leurs obligations professionnelles ou académiques en raison de l'impact du PGAD.

2. **Conséquences sociales et interpersonnelles:**
   - L'embarras et la stigmatisation associés au PGAD peuvent conduire à

l'isolement social, à l'évitement des situations sociales et à des relations personnelles tendues.

- ○ Les individus peuvent se retirer des activités sociales ou éviter l'intimité par peur d'être incompris ou jugés, ce qui exacerbe encore les sentiments de solitude et d'isolement.

3. **Impact sur la fonction sexuelle et les relations:**
   - ○ Le PGAD peut perturber considérablement la fonction sexuelle et l'intimité, entraînant des problèmes dans les relations amoureuses et l'insatisfaction des partenaires.
   - ○ La déconnexion entre l'excitation physique et le désir psychologique peut créer des tensions, des malentendus et des tensions au sein des relations.
   - ○ Le PGAD peut contribuer à une diminution du sentiment d'estime de soi, à des problèmes d'image corporelle et à un bien-être sexuel global.

4. **Troubles du sommeil et fatigue:**
    - Les sensations d'éveil persistantes et la détresse associée peuvent interférer avec la qualité du sommeil, entraînant de l'insomnie, des difficultés à s'endormir ou à rester endormi et une fatigue diurne.
    - Des habitudes de sommeil perturbées peuvent exacerber davantage les symptômes physiques et psychologiques, altérer les fonctions cognitives et avoir un impact négatif sur le bien-être général.

5. **Impact psychologique et comorbidités:**
    - Le PGAD peut avoir des conséquences psychologiques importantes, entraînant une augmentation des niveaux d'anxiété, de dépression, de stress et une diminution de l'estime de soi.
    - Cette pathologie a été associée à un risque accru de troubles psychologiques concomitants, tels que les troubles anxieux, le trouble obsessionnel-compulsif (TOC) ou le

trouble de stress post-traumatique (SSPT), qui peuvent encore aggraver l'impact sur la qualité de vie.

6. **Charges financières et pratiques:**
   - La poursuite d'une évaluation médicale, d'options de traitement et d'une gestion continue du PGAD peut entraîner des coûts financiers importants, affectant potentiellement le bien-être économique d'un individu.
   - Des défis pratiques, tels que la nécessité de rendez-vous médicaux fréquents ou de congés du travail, peuvent alourdir le fardeau global de la vie avec le PGAD.

Il est essentiel de reconnaître l'impact multiforme du PGAD sur la qualité de vie et de fournir des stratégies complètes de soutien et de gestion adaptées aux besoins uniques de chaque individu.

Chapitre 3

Évaluation et Diagnostic

Évaluation Médicale

Une évaluation médicale complète est cruciale pour diagnostiquer avec précision le trouble de l'excitation génitale persistante (PGAD) et exclure d'autres affections sous-jacentes potentielles. Le processus d'évaluation comprend généralement les étapes suivantes :

1. **Antécédents médicaux détaillés:**
   - Des antécédents médicaux complets doivent être obtenus, y compris des informations sur l'apparition, la durée et les caractéristiques des symptômes persistants d'excitation génitale.
   - Les détails sur les déclencheurs potentiels, tels que les médicaments, les blessures ou les procédures médicales, doivent être explorés.

- Des informations sur les antécédents sexuels de l'individu, ses antécédents obstétricaux et gynécologiques (pour les femmes) et toute condition médicale antérieure ou actuelle doivent être recueillies.

2. **Examen physique:**
   - Un examen physique complet, comprenant un examen pelvien pour les femmes et un examen génital pour les hommes, est essentiel pour évaluer la région génitale et identifier d'éventuelles anomalies anatomiques ou structurelles.
   - Un examen neurologique peut évaluer une éventuelle atteinte nerveuse ou des anomalies sensorielles.
   - L'examen des muscles du plancher pelvien et l'évaluation du tonus et de la fonction musculaire peuvent fournir des informations précieuses.

3. **Tests de laboratoire:**
   - Des analyses de sang peuvent être demandées pour évaluer les niveaux d'hormones (par exemple, œstrogènes,

testostérone, hormones thyroïdiennes) et exclure les troubles ou déséquilibres endocriniens qui pourraient contribuer aux symptômes du PGAD.

- ○ D'autres tests de laboratoire pertinents, tels que des marqueurs inflammatoires ou des tests pour des conditions médicales sous-jacentes, peuvent être effectués en fonction des antécédents médicaux et de la présentation de l'individu.

4. Etudes d'imagerie:

- ○ Les techniques d'imagerie, telles que l'échographie pelvienne ou l'imagerie par résonance magnétique (IRM), peuvent évaluer l'anatomie pelvienne, identifier des anomalies structurelles ou exclure des affections telles que le syndrome de congestion pelvienne.
- ○ Dans certains cas, des techniques d'imagerie spécialisées, telles que des études de conduction nerveuse ou une neuroimagerie fonctionnelle, peuvent être envisagées pour évaluer les

facteurs neurologiques potentiels contribuant au PGAD.

5. **Consultation avec des spécialistes:**
   - Selon la présentation de l'individu et les causes sous-jacentes suspectées, des consultations avec des spécialistes dans divers domaines, tels que la neurologie, l'urologie, la gynécologie, l'endocrinologie ou la psychologie, peuvent être nécessaires pour une évaluation globale et une approche multidisciplinaire.

Le processus de diagnostic du PGAD peut être complexe, car la maladie est relativement rare et peut avoir diverses causes sous-jacentes. Une évaluation médicale approfondie est cruciale pour exclure d'autres affections potentielles pouvant présenter des symptômes similaires, telles que la vulvodynie, un dysfonctionnement du plancher pelvien ou des douleurs neuropathiques.

Évaluation Psychologique

L'évaluation psychologique est essentielle à l'évaluation et à la prise en charge globales du trouble persistant de l'excitation génitale (PGAD). Le PGAD ne se manifeste pas seulement par des symptômes physiques, mais peut également avoir un impact profond sur le bien-être psychologique d'un individu. Une évaluation psychologique approfondie peut aider à identifier les facteurs psychologiques contributifs, à évaluer l'impact sur la qualité de vie et à orienter les interventions appropriées. Le processus d'évaluation psychologique comprend généralement les éléments suivants :

1. **Entretien clinique et anamnèse:**
   - Un entretien clinique détaillé est mené pour explorer les antécédents psychologiques de l'individu, y compris les problèmes de santé mentale passés ou actuels, les expériences traumatisantes, les événements importants de la vie et les stratégies d'adaptation.
   - L'apparition, la durée et les déclencheurs des symptômes du PGAD, ainsi que leur impact sur le fonctionnement quotidien, les relations et le bien-être général, sont explorés en profondeur.

2. **Évaluation psychosociale:**
   - L'évaluation psychosociale évalue le système de soutien social de l'individu, ses relations interpersonnelles et les facteurs de stress ou facteurs environnementaux potentiels qui peuvent contribuer ou exacerber les symptômes du PGAD.
   - Cette évaluation peut aider à identifier les domaines dans lesquels un soutien ou des interventions supplémentaires pourraient être bénéfiques.

3. **Évaluation des symptômes psychologiques:**
   - Des évaluations psychologiques standardisées ou des mesures d'auto-évaluation peuvent être utilisées pour évaluer la présence et la gravité de symptômes psychologiques, tels que l'anxiété, la dépression, le stress, les tendances obsessionnelles-compulsives ou les symptômes liés à un traumatisme.
   - Ces évaluations aident à identifier les problèmes psychologiques

concomitants qui pourraient devoir être traités dans le cadre du plan de traitement global.

4. **Évaluation cognitive et comportementale:**
    - L'évaluation peut inclure l'évaluation de schémas cognitifs, tels que des pensées catastrophiques, des biais attentionnels ou des stratégies d'adaptation inadaptées, qui pourraient contribuer au maintien ou à l'exacerbation des symptômes du PGAD.
    - Les aspects comportementaux, tels que l'évitement, l'hypervigilance ou les comportements compulsifs liés au PGAD, sont également explorés.

5. **Évaluation de la fonction sexuelle et des relations:**
    - Une évaluation de la fonction sexuelle, de l'intimité et de la dynamique relationnelle de l'individu est effectuée, car le PGAD peut avoir un impact significatif sur ces domaines.

- Cette évaluation permet d'identifier les sources potentielles de détresse, les problèmes de communication ou les défis relationnels qui doivent être résolus.

6. **Évaluation de la qualité de vie:**
     - L'évaluation psychologique doit inclure une évaluation de la qualité de vie globale de l'individu, y compris l'impact du PGAD sur les activités quotidiennes, le fonctionnement social, le bien-être émotionnel et la satisfaction globale dans la vie.
     - Ces informations peuvent guider l'élaboration d'interventions visant à améliorer le bien-être et le fonctionnement général de l'individu.

L'évaluation psychologique est souvent menée par un professionnel de la santé mentale qualifié, tel qu'un psychologue, un conseiller ou un thérapeute, possédant une expertise en matière de santé sexuelle et de douleur chronique. Les résultats de l'évaluation psychologique sont ensuite intégrés à l'évaluation médicale pour développer une compréhension globale des circonstances et des besoins uniques de l'individu, permettant l'élaboration d'un plan de traitement multidisciplinaire sur mesure.

Diagnostic Différentiel

Lors de l'évaluation et du diagnostic du trouble persistant de l'excitation génitale (PGAD), il est crucial de prendre en compte d'autres affections potentielles pouvant présenter des symptômes similaires ou imiter le trouble. Le diagnostic différentiel est essentiel pour exclure des explications alternatives et garantir un diagnostic précis. Plusieurs conditions doivent être prises en compte et distinguées du PGAD :

1. **Hypersexualité ou comportement sexuel compulsif:**
    - Contrairement au PGAD, l'hypersexualité implique une préoccupation excessive ou compulsive de pensées, de pulsions et de comportements sexuels, souvent accompagnée de désir et de gratification sexuels.
    - Dans le PGAD, une excitation génitale persistante se produit en l'absence de désir ou de stimulation sexuelle, et les

individus trouvent généralement les symptômes pénibles plutôt qu'agréables.

2. **Vulvodynie ou douleur pelvienne chronique:**
   - La vulvodynie est une affection caractérisée par une douleur ou un inconfort vulvaire chronique, que peuvent parfois accompagner des sensations d'excitation génitale.
   - Cependant, le principal symptôme de la vulvodynie est la douleur. En revanche, dans le PGAD, la principale plainte est une excitation génitale persistante sans désir d'activité sexuelle.

3. **Dysfonctionnement du plancher pelvien:**
   - Les affections impliquant un dysfonctionnement des muscles du plancher pelvien, telles que le vaginisme, l'hypertonie du plancher pelvien ou le syndrome du releveur de l'anus, peuvent parfois se manifester par un inconfort génital ou des

sensations semblables à celles d'une excitation.

- ○ Un examen pelvien approfondi et une évaluation de la fonction musculaire du plancher pelvien peuvent aider à différencier ces affections du PGAD.

4. Douleur neuropathique ou névralgie pudendale:

- ○ Les douleurs neuropathiques impliquant le nerf pudendal ou d'autres nerfs innervant la région génitale peuvent parfois imiter les sensations d'excitation persistante.
- ○ Des examens neurologiques détaillés et des tests diagnostiques peuvent être nécessaires pour distinguer la douleur neuropathique du PGAD.

5. Déséquilibres endocriniens ou hormonaux:

- ○ Des affections telles que des troubles de la thyroïde, des troubles de la glande surrénale ou des déséquilibres hormonaux (par exemple, œstrogènes, testostérone) peuvent parfois affecter la fonction sexuelle et potentiellement provoquer des symptômes d'excitation génitale.

- Les tests de laboratoire et les évaluations effectuées par un endocrinologue peuvent aider à exclure ces conditions sous-jacentes.

6. Troubles vasculaires ou circulatoires:

- Des conditions telles que le syndrome de congestion pelvienne ou des anomalies vasculaires peuvent entraîner une augmentation du flux sanguin pelvien et un engorgement génital, imitant potentiellement les symptômes du PGAD.
- Des études d'imagerie et des évaluations par des spécialistes vasculaires peuvent être nécessaires pour le diagnostic différentiel.

7. Effets secondaires des médicaments:

- Certains médicaments, tels que les antidépresseurs, les médicaments dopaminergiques ou les thérapies hormonales, peuvent parfois provoquer une excitation génitale persistante comme effet secondaire.

- Un examen approfondi des antécédents médicamenteux de la personne et des interactions médicamenteuses potentielles est essentiel.

Le PGAD peut parfois coexister ou être exacerbé par d'autres affections, telles que des douleurs pelviennes, des troubles psychologiques ou des problèmes neuropathiques. Dans ces cas, une approche multidisciplinaire impliquant divers médecins spécialistes et professionnels de la santé mentale peut être nécessaire pour traiter les affections sous-jacentes et gérer efficacement les symptômes du PGAD.

Chapitre 4

Gestion Pharmacologique

Médicaments et Mécanismes D'action

La prise en charge pharmacologique peut être cruciale dans le traitement du trouble de l'excitation génitale persistante (PGAD). Bien qu'il n'existe pas de médicament unique spécifiquement approuvé pour le PGAD, plusieurs médicaments ciblant différents mécanismes d'action ont été explorés et utilisés hors AMM pour soulager les symptômes.

Le choix du médicament dépend de la présentation de l'individu, des facteurs sous-jacents et des effets secondaires potentiels. Voici quelques médicaments couramment utilisés et leurs mécanismes d'action dans la prise en charge du PGAD:

1. **Antidépresseurs:**
   - **Inhibiteurs sélectifs de la recapture de la sérotonine (ISRS) et inhibiteurs sélectifs de la recapture de la**

sérotonine et de la noradrénaline (IRSN): Ces médicaments, tels que la fluoxétine, la paroxétine et la venlafaxine, peuvent aider à réguler les niveaux de sérotonine et de noradrénaline dans le cerveau, qui jouent un rôle dans la modulation des voies d'excitation et d'inhibition sexuelles.

- **Mécanisme d'action:** En augmentant les niveaux de sérotonine, les ISRS et les SNRI peuvent aider à réduire les sensations d'excitation génitale et à améliorer la gestion globale des symptômes.

2. Médicaments antiépileptiques:

- Des médicaments comme la gabapentine et la prégabaline ont été utilisés dans la prise en charge du PGAD en raison de leur rôle potentiel dans la modulation de l'excitabilité neuronale et l'inhibition des voies de la douleur neuropathique.

- **Mécanisme d'action:** Ces médicaments peuvent aider à réduire l'hypersensibilité et le traitement sensoriel anormal, qui peuvent contribuer à des sensations d'excitation génitale persistantes.

3. Agonistes alpha-adrénergiques:

- La clonidine, un agoniste alpha-2 adrénergique, a été explorée comme option thérapeutique pour le PGAD en raison de sa capacité à moduler l'activité du système nerveux sympathique et à réduire le flux sanguin pelvien.

- **Mécanisme d'action:** En réduisant le flux sanguin pelvien et l'engorgement génital, la clonidine peut aider à soulager les symptômes d'excitation persistants chez certaines personnes.

4. Thérapies hormonales:

- Dans les cas où l'on soupçonne que des déséquilibres ou des fluctuations hormonaux contribuent aux symptômes du PGAD, un traitement hormonal substitutif (THS) ou des contraceptifs hormonaux peuvent être envisagés pour aider à réguler les niveaux d'hormones.

- **Mécanisme d'action:** Le rétablissement de l'équilibre hormonal, en particulier des niveaux d'œstrogènes et de progestérone, peut aider à moduler les voies de l'excitation sexuelle et potentiellement atténuer les symptômes du PGAD.

5. Anesthésiques topiques:

- La lidocaïne topique ou d'autres crèmes anesthésiantes ont été utilisées dans certains cas pour apporter un soulagement temporaire en engourdissant la région génitale et en réduisant l'hypersensibilité.
- **Mécanisme d'action:** Ces agents topiques peuvent aider à bloquer la transmission nerveuse sensorielle et à réduire la perception de sensations d'excitation persistantes.

L'efficacité de ces médicaments peut varier selon les individus, et toutes les personnes atteintes de PGAD ne peuvent pas répondre favorablement au traitement pharmacologique seul. Dans de nombreux cas, une combinaison d'interventions pharmacologiques et non pharmacologiques, telles qu'une thérapie psychologique, une thérapie physique du plancher pelvien ou des modifications du mode de vie, peut être nécessaire pour une gestion optimale des symptômes.

Une surveillance étroite par un professionnel de la santé est essentielle lors de l'utilisation de médicaments pour le PGAD, car les posologies peuvent devoir être ajustées et les effets secondaires potentiels doivent être soigneusement surveillés et gérés. Des recherches en cours sont nécessaires pour explorer de nouveaux traitements pharmacologiques plus ciblés contre le PGAD, basés sur une meilleure compréhension de ses mécanismes sous-jacents.

Traitements sur et Hors AMM

Le traitement du trouble persistant de l'excitation génitale (PGAD) implique souvent l'utilisation de médicaments sur AMM et hors AMM, car il n'existe actuellement aucun médicament spécifiquement approuvé par les agences de réglementation pour la prise en charge de cette affection. Les professionnels de la santé peuvent prescrire des médicaments en fonction de leurs mécanismes d'action potentiels et de leur expérience clinique, même si l'indication spécifique du PGAD ne figure pas sur l'étiquette du médicament.

Traitements sur l'étiquette:

Actuellement, il n'existe aucun médicament avec une indication sur l'étiquette spécifiquement pour le traitement du PGAD. Cependant, certains médicaments peuvent être prescrits pour leurs indications approuvées qui peuvent aider à gérer certains aspects des symptômes du PGAD.

1. **Antidépresseurs:** Certains antidépresseurs, tels que les inhibiteurs sélectifs du recaptage de la sérotonine (ISRS) et les inhibiteurs du recaptage de la sérotonine-noradrénaline (IRSN), peuvent être prescrits pour leurs indications approuvées de dépression, d'anxiété ou de trouble obsessionnel-compulsif (TOC). Ces médicaments peuvent également aider à moduler les voies de l'excitation sexuelle et potentiellement atténuer les symptômes du PGAD.

2. **Médicaments antiépileptiques:** Des médicaments comme la gabapentine et la prégabaline, approuvés pour le traitement de la douleur neuropathique ou de l'épilepsie, peuvent être utilisés conformément à leur indication approuvée si le PGAD est suspecté d'avoir une composante neuropathique ou si les individus ressentent une douleur neuropathique associée.

3. **Anesthésiques topiques:** La lidocaïne topique ou d'autres crèmes anesthésiques peuvent être utilisées selon leurs indications approuvées pour soulager temporairement divers types de douleur ou d'inconfort, y compris l'hypersensibilité génitale associée au PGAD.

Traitements hors AMM:

Sans médicaments approuvés spécifiquement pour le PGAD, les professionnels de la santé peuvent envisager l'utilisation non conforme de divers médicaments en fonction de leurs mécanismes d'action potentiels et de leur expérience clinique.

1. **Antidépresseurs:** Les ISRS et les SNRI peuvent être prescrits hors AMM pour le PGAD, même si l'individu n'a pas de diagnostic formel de dépression, d'anxiété ou de TOC, en raison de leur capacité potentielle à moduler les voies de l'excitation sexuelle.

2. **Agonistes alpha-adrénergiques:** Des médicaments comme la clonidine, approuvés pour le traitement de l'hypertension, peuvent être utilisés hors AMM pour le PGAD en

raison de leur capacité potentielle à réduire le flux sanguin pelvien et l'engorgement génital.

3. **Thérapies hormonales:** Un traitement hormonal substitutif (THS) ou des contraceptifs hormonaux peuvent être prescrits hors AMM pour le PGAD si des déséquilibres ou des fluctuations hormonaux sont suspectés de contribuer aux symptômes.

Il est important de noter que l'utilisation non conforme de médicaments comporte des risques potentiels et doit être soigneusement étudiée par les professionnels de la santé en consultation avec le patient. Un consentement éclairé approprié, la surveillance des effets indésirables et la prise en compte des circonstances individuelles sont essentiels lors de l'utilisation de médicaments hors AMM.

De plus, des recherches et des essais cliniques en cours sont nécessaires pour explorer et évaluer l'innocuité et l'efficacité des traitements sur AMM et hors AMM du PGAD, dans le but ultime de développer des médicaments spécifiques et approuvés pour cette maladie.

Peser les Risques et les Avantages

Lors de l'examen de la prise en charge pharmacologique du trouble persistant de l'excitation génitale (PGAD), il est crucial de peser soigneusement les risques et les avantages potentiels des médicaments proposés. Le PGAD peut avoir un impact significatif sur la qualité de vie d'un individu, et trouver une option de traitement efficace est souvent une priorité.

Cependant, il est essentiel d'équilibrer les avantages potentiels du soulagement des symptômes avec les risques potentiels et les effets secondaires associés aux médicaments. Voici quelques facteurs clés à prendre en compte lors de l'évaluation des risques et des avantages :

1. **La gravité des symptômes et leur impact sur la qualité de vie:**
   - Il est crucial d'évaluer la gravité des symptômes du PGAD et leur impact sur le fonctionnement quotidien, la santé mentale et le bien-être général de l'individu.
   - Supposons que les symptômes soient gravement débilitants et affectent

considérablement la qualité de vie de l'individu. Dans ce cas, les bénéfices potentiels du traitement pharmacologique peuvent dépasser les risques, surtout si les interventions non pharmacologiques se sont révélées inefficaces.

2. **Effets secondaires et effets indésirables potentiels:**
   - Chaque médicament a des effets secondaires potentiels allant de légers à graves.
   - Il est essentiel d'examiner attentivement les profils d'effets secondaires connus des médicaments proposés et d'évaluer les facteurs de risque et les antécédents médicaux de l'individu.
   - Il convient de prendre en compte l'impact potentiel des effets secondaires sur la vie quotidienne, le travail et le bien-être général de l'individu.

3. **Contre-indications et interactions médicamenteuses:**

    ○ Les personnes souffrant de certaines conditions médicales, allergies ou autres médicaments peuvent avoir des contre-indications ou des interactions médicamenteuses potentielles qui augmentent les risques associés à des traitements pharmacologiques spécifiques pour le PGAD.

    ○ Pour minimiser les risques, un examen approfondi des antécédents médicaux de la personne, de ses médicaments actuels et des interactions potentielles est nécessaire.

4. **Considérations liées à l'âge et à la reproduction:**

    ○ Pour les personnes en âge de procréer, les risques potentiels de certains médicaments pour la fertilité, la grossesse et le développement fœtal doivent être soigneusement évalués.

    ○ Le potentiel d'une sensibilité accrue aux médicaments, d'une altération du métabolisme et d'interactions médicamenteuses doit être pris en compte chez les personnes âgées.

5. **Disponibilité de traitements alternatifs:**
   - Supposons que les traitements non pharmacologiques, tels que la thérapie psychologique, la physiothérapie du plancher pelvien ou les modifications du mode de vie, n'aient pas encore été pleinement explorés ou se soient révélés inefficaces. Dans ce cas, les bénéfices potentiels du traitement pharmacologique peuvent être plus favorables.
   - Cependant, si les traitements alternatifs s'avèrent prometteurs, les risques associés aux médicaments pourraient dépasser les avantages.

6. **Préférences et valeurs individuelles:**
   - Il est essentiel d'impliquer l'individu dans une prise de décision partagée et de prendre en compte ses préférences, ses valeurs et ses objectifs personnels.
   - Certaines personnes peuvent être plus réticentes à prendre des risques, tandis

que d'autres peuvent être disposées à accepter des effets secondaires potentiels en échange d'un soulagement de leurs symptômes.

En fin de compte, la décision d'initier un traitement pharmacologique pour le PGAD doit être prise en collaboration avec un professionnel de la santé, en pesant les risques et les avantages potentiels en fonction des circonstances uniques de l'individu, de ses antécédents médicaux et de ses préférences personnelles. Une surveillance, un suivi et un ajustement réguliers des plans de traitement peuvent être nécessaires pour assurer une gestion optimale des symptômes tout en minimisant les risques potentiels.

Chapitre 5

Interventions Psychologiques et Comportementales

Thérapie Cognitivo-Comportementale

La thérapie cognitivo-comportementale (TCC) est une intervention psychologique bien établie et efficace qui peut jouer un rôle crucial dans la prise en charge du trouble persistant de l'excitation génitale (PGAD). La TCC vise à s'attaquer aux modèles cognitifs et comportementaux qui contribuent et perpétuent la détresse associée au PGAD. Voici comment la TCC peut être appliquée dans le contexte du PGAD:

1. **Psychoéducation:**
   - La TCC commence par fournir une psychoéducation pour aider les individus à comprendre le PGAD, ses causes potentielles et le modèle

cognitivo-comportemental qui sous-tend l'intervention.

- ○ Ces connaissances peuvent contribuer à réduire les sentiments d'isolement, de honte et de stigmatisation associés à la maladie et permettre aux individus de participer activement à leur traitement.

2. Restructuration cognitive:

- ○ La TCC se concentre sur l'identification et la remise en question des pensées, croyances et distorsions cognitives inadaptées liées aux symptômes du PGAD.
- ○ Ceux-ci peuvent inclure des pensées catastrophiques, la peur des conséquences négatives ou la croyance que les symptômes sont incontrôlables ou permanents.
- ○ Les techniques de restructuration cognitive aident les individus à remplacer les pensées irrationnelles ou inutiles par des perspectives plus réalistes et adaptatives.

3. **Gestion du stress et de l'anxiété:**
   - Le PGAD peut être exacerbé par le stress, l'anxiété et l'hypervigilance envers les symptômes.
   - La TCC intègre diverses techniques, telles que l'entraînement à la relaxation, les exercices de pleine conscience et les stratégies cognitives, pour aider les individus à gérer plus efficacement le stress et l'anxiété.

4. **Formation attentionnelle:**
   - La TCC peut aider les individus à détourner leur attention des sensations d'excitation persistantes et à rediriger leur attention vers des activités plus adaptatives et plus agréables.
   - Des techniques telles que la distraction attentionnelle, les pratiques de pleine conscience et les exercices d'exposition peuvent être utilisées pour réduire la préoccupation liée aux symptômes du PGAD.

5. **Stratégies comportementales:**
   - La TCC intègre des stratégies comportementales pour lutter contre

les comportements d'évitement, les contrôles compulsifs ou les comportements de sécurité qui peuvent par inadvertance renforcer la détresse associée au PGAD.

- Des exercices d'exposition progressifs et des expériences comportementales peuvent aider les individus à affronter leurs peurs et à développer des stratégies d'adaptation plus adaptatives.

6. **Conseils en intimité et relation:**
- Le PGAD peut avoir un impact significatif sur les relations intimes et le fonctionnement sexuel.
- La TCC peut résoudre les problèmes d'intimité et de relations en améliorant la communication, en abordant les cognitions négatives et en promouvant des attitudes et des comportements sexuels sains.

7. **Prévention de la rechute:**
- La TCC se concentre également sur la prévention des rechutes en équipant les individus de stratégies permettant

de maintenir les acquis obtenus au cours du traitement et de gérer efficacement les revers potentiels ou les poussées de symptômes.

La TCC est souvent dispensée par des professionnels de la santé mentale qualifiés, tels que des psychologues ou des thérapeutes, et peut être menée individuellement ou en groupe. La durée et l'intensité de la TCC peuvent varier en fonction des besoins de l'individu et de sa réponse au traitement. Dans certains cas, la TCC peut être combinée à des interventions pharmacologiques ou à d'autres thérapies complémentaires pour une approche globale de la prise en charge du PGAD.

Approches Basées sur la Pleine Conscience et L'acceptation

Les approches basées sur la pleine conscience et l'acceptation peuvent constituer des interventions complémentaires précieuses dans la gestion du trouble de l'excitation génitale persistante (PGAD). Ces approches visent à cultiver une conscience et une acceptation sans jugement et centrées sur le présent des expériences internes, y compris les sensations d'excitation persistantes associées au

PGAD. Voici comment les approches basées sur la pleine conscience et l'acceptation peuvent être intégrées au traitement du PGAD :

1. **Interventions basées sur la pleine conscience:**
   - Les interventions basées sur la pleine conscience, telles que la réduction du stress basée sur la pleine conscience (MBSR) ou la thérapie cognitive basée sur la pleine conscience (MBCT), peuvent aider les individus à développer une attitude plus tolérante et non réactive à l'égard de leurs symptômes de PGAD.
   - Grâce à des pratiques de pleine conscience telles que les scans corporels, la conscience de la respiration et la méditation, les individus apprennent à observer leurs pensées, leurs émotions et leurs sensations physiques avec curiosité et sans jugement.
   - Cela peut réduire la tendance à éviter ou à contrôler les stratégies qui

pourraient par inadvertance exacerber la détresse.

2. **Thérapie d'acceptation et d'engagement (ACT):**

   - ACT est une forme de thérapie basée sur l'acceptation qui encourage les individus à accepter leurs expériences internes, y compris les symptômes du PGAD, sans tenter de les contrôler ou de les éliminer.

   - ACT se concentre sur le développement de la flexibilité psychologique, ce qui implique d'être présent et ouvert aux expériences internes tout en poursuivant des actions fondées sur des valeurs.

   - Des techniques telles que la défusion cognitive, les exercices d'acceptation et la clarification des valeurs peuvent aider les individus à se libérer de la lutte contre les symptômes du PGAD et à s'engager dans des activités de vie significatives malgré la présence de symptômes.

3. Thérapie comportementale dialectique (TCD):

- La TCD intègre des pratiques de pleine conscience et des stratégies d'acceptation pour aider les individus à réguler leurs émotions intenses et à faire face à des expériences pénibles, y compris celles liées au PGAD.
- Les compétences DBT telles que la pleine conscience, la tolérance à la détresse, la régulation des émotions et l'efficacité interpersonnelle peuvent être adaptées pour relever les défis posés par les symptômes du PGAD.

4. Auto-compassion consciente:

- Les personnes atteintes de PGAD peuvent éprouver des sentiments de honte, d'embarras ou d'autocritique, ce qui peut exacerber leur détresse.
- Des pratiques conscientes d'auto-compassion peuvent aider à cultiver une attitude bienveillante, compréhensive et sans jugement envers soi-même et ses expériences, y compris les symptômes du PGAD.

5. **Conscience corporelle et exposition intéroceptive:**
   - Les pratiques de pleine conscience qui favorisent la conscience corporelle et l'exposition intéroceptive peuvent aider les individus à devenir plus sensibles à leurs sensations corporelles internes, y compris celles associées au PGAD.
   - En cultivant une position sans jugement et en acceptant ces sensations, les individus peuvent ressentir une réduction de leur anxiété et de leur préoccupation face aux symptômes du PGAD.

Les approches basées sur la pleine conscience et l'acceptation sont souvent utilisées avec d'autres interventions, telles que la thérapie cognitivo-comportementale (TCC), la gestion des médicaments ou la physiothérapie du plancher pelvien.

Techniques de Thérapie Sexuelle

Les techniques de thérapie sexuelle peuvent jouer un rôle précieux dans le traitement des aspects intimes et relationnels du trouble de l'excitation génitale persistante (PGAD). Le PGAD peut avoir un impact significatif sur la fonction sexuelle, l'intimité et les relations d'un individu, entraînant de la détresse, de l'évitement et des défis interpersonnels. Les techniques de thérapie sexuelle visent à résoudre ces problèmes et à promouvoir des attitudes, des comportements et une intimité sexuels sains. Voici quelques techniques de thérapie sexuelle couramment utilisées dans le contexte du PGAD:

1. **Exercices de concentration sensorielle:**
   - Les exercices de concentration sensorielle sont une série structurée d'exercices d'exploration tactile et sensuelle conçus pour réduire l'anxiété liée à la performance et promouvoir une conscience sans jugement du moment présent.
   - Ces exercices peuvent aider les personnes atteintes de PGAD à se reconnecter à leur corps, à réduire l'hypervigilance envers les sensations génitales et à favoriser l'intimité et la communication avec leurs partenaires.

2. **Restructuration cognitive des croyances et attitudes sexuelles:**
   - La thérapie sexuelle intègre des techniques cognitives pour identifier et contester les pensées, croyances et attitudes inadaptées concernant la sexualité, l'intimité et les symptômes du PGAD.
   - Cela peut impliquer de s'attaquer aux sentiments de honte, de culpabilité ou d'image corporelle négative, ainsi qu'aux attentes irréalistes ou à l'anxiété de performance liées à la fonction sexuelle.

3. **Formation aux compétences en communication et en intimité:**
   - La thérapie sexuelle comprend souvent une formation aux compétences de communication efficaces, à la résolution des conflits et aux techniques de renforcement de l'intimité.
   - Cela peut aider les couples à relever les défis posés par le PGAD, à améliorer la proximité émotionnelle et à favoriser

une relation intime plus épanouissante et satisfaisante.

4. **Conseils de couple et thérapie relationnelle:**
   - Pour les personnes engagées dans des relations engagées, le conseil de couple ou la thérapie relationnelle peuvent aborder la dynamique interpersonnelle, les scénarios sexuels et les problèmes relationnels qui peuvent être influencés par ou contribuer aux symptômes du PGAD.
   - Cela peut impliquer d'explorer les perspectives, les besoins et les préoccupations de chaque partenaire et de développer des stratégies de compréhension et de soutien mutuels.

5. **Pleine conscience et concentration sur le moment présent pendant l'intimité:**
   - L'intégration de pratiques de pleine conscience dans la thérapie sexuelle peut aider les personnes atteintes de PGAD à cultiver une conscience sans jugement et centrée sur le présent lors d'activités intimes.

- Cela peut réduire la préoccupation concernant les symptômes du PGAD, l'anxiété de performance et l'auto-évaluation négative, favorisant ainsi une expérience sexuelle plus épanouissante et plus agréable.

6. **Techniques de sensibilisation et de relaxation des muscles du plancher pelvien:**
   - La thérapie sexuelle peut intégrer des techniques visant à accroître la conscience et le contrôle des muscles du plancher pelvien, qui peuvent jouer un rôle dans l'excitation génitale et la fonction sexuelle.
   - Des exercices de relaxation, du biofeedback et des techniques de contrôle des muscles du plancher pelvien peuvent être intégrés à la thérapie sexuelle pour favoriser une fonction plus adaptative du plancher pelvien et réduire l'hypersensibilité génitale associée au PGAD.

La thérapie sexuelle est généralement dispensée par des thérapeutes, des conseillers ou des sexologues agréés et formés qui se spécialisent dans la résolution des problèmes de santé sexuelle. Selon la situation et les besoins de chaque personne, elle peut être dispensée individuellement ou dans le cadre d'une thérapie de couple.

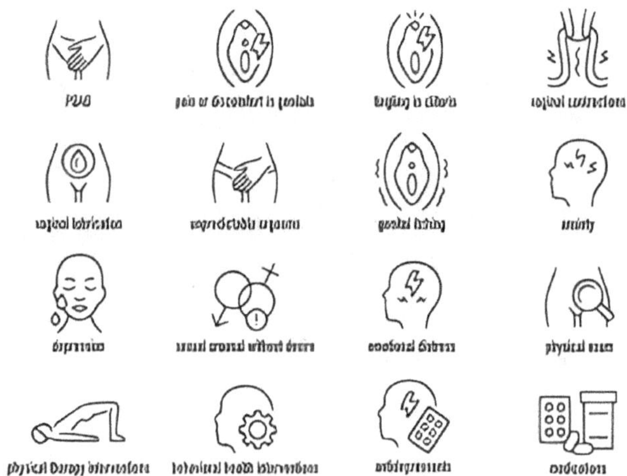

Chapitre 6

Autres Modalités de Traitement

Méthodes de Neurostimulation

Les méthodes de neurostimulation sont apparues comme des options thérapeutiques potentielles pour les personnes atteintes de troubles de l'excitation génitale persistante (PGAD) qui ne répondent pas de manière adéquate aux traitements plus conventionnels. Ces méthodes impliquent l'utilisation d'une stimulation électrique ou magnétique pour moduler l'activité de régions spécifiques du cerveau ou de voies neuronales impliquées dans la régulation de l'excitation et de l'inhibition sexuelles.

Bien qu'elles soient encore considérées comme expérimentales et nécessitant des recherches plus approfondies, les approches de neurostimulation peuvent offrir des voies alternatives pour gérer les symptômes du PGAD dans certains cas. Voici quelques méthodes de neurostimulation qui ont été explorées ou proposées pour le traitement du PGAD:

1. **Stimulation magnétique transcrânienne (TMS):**
   - Le TMS est une technique non invasive qui utilise des champs magnétiques pour stimuler des régions spécifiques du cerveau.
   - Dans le contexte du PGAD, le TMS a été étudié pour moduler l'activité des zones cérébrales impliquées dans l'excitation et l'inhibition sexuelles, telles que le cortex préfrontal et l'hypothalamus.
   - Les protocoles TMS répétitifs (rTMS) peuvent exciter ou inhiber l'activité neuronale dans ces régions, réduisant potentiellement l'excitation persistante.

2. **Stimulation transcrânienne en courant continu (tDCS):**
   - Le tDCS est une autre méthode non invasive qui applique des courants électriques directs de faible intensité

au cuir chevelu, modulant l'excitabilité des régions cérébrales sous-jacentes.

- Semblable au TMS, le tDCS a été exploré comme moyen potentiel de moduler l'activité des zones cérébrales impliquées dans l'excitation et l'inhibition sexuelles chez les personnes atteintes de PGAD.

3. **Stimulation cérébrale profonde (DBS):**

- DBS est une technique de neurostimulation invasive qui consiste à implanter des électrodes directement dans des régions spécifiques du cerveau ou des voies neuronales.

- Bien qu'elle n'ait pas encore été étudiée spécifiquement pour le PGAD, la DBS a été utilisée pour traiter d'autres affections impliquant une dérégulation des circuits neuronaux, telles que la maladie de Parkinson et le trouble obsessionnel-compulsif.

- Théoriquement, le DBS pourrait être appliqué pour moduler l'activité des régions cérébrales ou des voies impliquées dans l'excitation et l'inhibition sexuelles, apportant potentiellement un soulagement aux personnes atteintes de PGAD réfractaire.

4. Stimulation de la moelle épinière (SCS):

- ○ Le SCS implique l'implantation d'électrodes le long de la moelle épinière pour délivrer une stimulation électrique à des segments spécifiques de la moelle épinière ou des racines nerveuses.

- ○ Cette approche a été utilisée pour gérer les problèmes de douleur chronique. Il peut offrir des avantages potentiels aux personnes atteintes de PGAD, en particulier si une composante neuropathique ou une atteinte de la moelle épinière contribue aux sensations d'excitation persistantes.

Bien que les méthodes de neurostimulation soient prometteuses en tant que modalités de traitement potentielles du PGAD, il est essentiel de noter que leur utilisation dans ce contexte en est encore au stade exploratoire et nécessite des recherches plus rigoureuses. Ces techniques doivent être considérées comme expérimentales et utilisées uniquement sous la direction de professionnels de santé qualifiés possédant une expertise en neurostimulation et une surveillance appropriée.

Approches Complémentaires et Intégratives

Des approches complémentaires et intégratives peuvent constituer des compléments précieux aux traitements médicaux et psychologiques conventionnels du trouble de l'excitation génitale persistante (PGAD). Ces approches visent à promouvoir le bien-être général, à aborder les aspects multidimensionnels du PGAD et à fournir des stratégies d'adaptation supplémentaires. Voici quelques approches complémentaires et intégratives qui peuvent être envisagées dans la prise en charge du PGAD:

1. **Pratiques corps-esprit:**
    - Les pratiques corps-esprit, telles que le yoga, le tai-chi et le qigong, peuvent aider les personnes atteintes de PGAD à cultiver la pleine conscience, à réduire le stress et l'anxiété et à favoriser la relaxation.

- Ces pratiques intègrent souvent des exercices de respiration, des mouvements doux et des techniques de méditation, qui peuvent aider à gérer les impacts psychologiques et émotionnels du PGAD.

2. Acupuncture:

- L'acupuncture, une composante de la médecine traditionnelle chinoise, implique l'insertion de fines aiguilles dans des points spécifiques du corps.
- Bien que les preuves de son efficacité dans le PGAD soient limitées, l'acupuncture peut aider à moduler la perception de la douleur, à réduire le stress et l'anxiété et à favoriser un sentiment de bien-être.

3. Suppléments à base de plantes et nutritionnels:

- Certains suppléments à base de plantes, tels que le gattilier (Vitex agnus-castus), ont été étudiés pour leurs effets potentiels sur l'équilibre hormonal et la fonction sexuelle, ce qui peut être pertinent dans certains cas de PGAD.

- Cependant, il est essentiel de consulter des professionnels de la santé et de faire preuve de prudence lorsque vous envisagez de prendre des suppléments nutritionnels ou à base de plantes, car ils peuvent interagir avec des médicaments ou avoir des effets secondaires potentiels.

4. Modifications du mode de vie:

- L'adoption d'un mode de vie sain, comprenant de l'exercice régulier, des techniques de gestion du stress et une alimentation équilibrée, peut contribuer au bien-être général et potentiellement atténuer certains des impacts physiques et psychologiques du PGAD.
- Un sommeil adéquat, une hydratation adéquate et le fait d'éviter les déclencheurs potentiels (par exemple, certains médicaments et substances) peuvent également être bénéfiques.

5. Groupes de soutien et soutien par les pairs:

- Se connecter avec d'autres personnes qui ont vécu des expériences similaires peut procurer un sentiment de communauté, de validation et de compréhension partagée.
- Les groupes de soutien ou les forums en ligne peuvent offrir un espace sûr aux personnes atteintes de PGAD pour échanger des informations, des stratégies d'adaptation et un soutien émotionnel.

Les approches complémentaires et intégratives ne doivent pas être considérées comme un substitut aux traitements médicaux et psychologiques conventionnels mais comme des compléments potentiels à un plan de prise en charge complet et personnalisé du PGAD.

Stratégies de Style de Vie et D'autogestion

Les modifications du mode de vie et les stratégies d'autogestion peuvent être cruciales dans la prise en charge globale du trouble persistant de l'excitation génitale (PGAD). Bien qu'elles ne remplacent pas les interventions médicales et psychologiques, ces stratégies peuvent aider les individus à faire face aux symptômes du PGAD, à réduire les facteurs exacerbants et à favoriser le bien-être général.

Voici quelques stratégies de style de vie et d'autogestion qui peuvent être bénéfiques pour les personnes atteintes de PGAD :

1. **Techniques de gestion du stress:**
   - Le stress et l'anxiété peuvent exacerber les symptômes du PGAD, il est donc essentiel d'intégrer des techniques de gestion du stress dans la vie quotidienne.
   - Les exercices de respiration profonde, la relaxation musculaire progressive, la méditation de pleine conscience et le yoga peuvent aider à réduire les niveaux de stress et à favoriser un sentiment de calme.

2. **Exercice et activité physique:**
   - Une activité physique régulière peut aider à réduire le stress, à améliorer l'humeur et à favoriser le bien-être physique et mental général.

- o Les exercices à faible impact comme la marche, la natation ou les étirements doux peuvent être particulièrement bénéfiques pour les personnes atteintes de PGAD, car ils peuvent réduire la tension pelvienne et favoriser la relaxation.

3. **Hygiène du sommeil et repos:**
    - o Un sommeil et un repos adéquats sont cruciaux pour le bien-être physique et émotionnel, et le manque de sommeil peut exacerber les symptômes du PGAD.
    - o Établir une routine de sommeil cohérente, créer un environnement propice au sommeil et adopter de bonnes habitudes d'hygiène du sommeil peuvent améliorer la qualité du sommeil.

4. **Modifications alimentaires:**
    - o Certains changements alimentaires peuvent aider à gérer les symptômes du PGAD ou les affections sous-jacentes qui contribuent au trouble.

- Par exemple, éviter les aliments ou substances potentiellement déclencheurs (par exemple, la caféine, l'alcool) et maintenir une alimentation équilibrée et riche en nutriments peut favoriser la santé et le bien-être en général.

5. **Conscience et relaxation des muscles du plancher pelvien:**
    - Apprendre à identifier et à détendre les muscles du plancher pelvien peut aider à réduire la tension pelvienne et l'hypersensibilité génitale associées au PGAD.
    - Des exercices des muscles du plancher pelvien, tels que les techniques de relaxation assistées par Kegel ou par biofeedback, peuvent être bénéfiques.

6. **Identification et évitement des déclencheurs:**
    - Identifier les déclencheurs potentiels qui exacerbent les symptômes du PGAD, tels que certains médicaments, vêtements ou activités, et prendre des mesures pour éviter ou minimiser

l'exposition à ces déclencheurs peuvent aider à gérer les poussées de symptômes.

7. **Systèmes de soutien et soins personnels:**
    - Construire un solide système de soutien composé de membres de la famille, d'amis ou de groupes de soutien peut apporter un soutien émotionnel et un sentiment de communauté aux personnes atteintes de PGAD.
    - S'engager dans des activités de soins personnels, telles que des techniques de relaxation, des activités créatives ou des activités de loisirs, peut favoriser le bien-être général et aider à faire face aux défis de la vie avec le PGAD.

Les stratégies de style de vie et d'autogestion doivent être adaptées aux besoins et aux circonstances uniques de l'individu et discutées avec les professionnels de la santé dans le cadre d'un plan de traitement complet.

Chapitre 7

Planification du Traitement Multidisciplinaire

Construire L'équipe de Traitement

La constitution d'une équipe de traitement complète et multidisciplinaire est cruciale pour gérer efficacement le trouble de l'excitation génitale persistante (PGAD). Compte tenu de la nature complexe du PGAD et de son impact potentiel sur divers aspects de la vie d'un individu, une approche collaborative impliquant des professionnels de différentes disciplines est souvent nécessaire. Voici quelques considérations clés lors de la constitution de l'équipe de traitement pour le PGAD:

1. **Prestataire de soins primaires ou gynécologue/urologue:**
    - Un prestataire de soins primaires, un gynécologue (pour les femmes) ou un urologue (pour les hommes) est

généralement le premier point de contact pour les personnes présentant des symptômes de PGAD.

- Ils peuvent effectuer des évaluations initiales, exclure d'autres problèmes médicaux sous-jacents potentiels et coordonner les orientations vers des spécialistes si nécessaire.

2. Neurologue ou spécialiste de la gestion de la douleur:

- Si l'on soupçonne que le PGAD a une composante neuropathique ou s'il existe une atteinte nerveuse potentielle contribuant aux symptômes, une consultation avec un neurologue ou un spécialiste de la gestion de la douleur peut être bénéfique.
- Ils peuvent évaluer les facteurs neurologiques potentiels, recommander des tests de diagnostic appropriés et orienter les options de traitement ciblant les mécanismes neuropathiques.

3. Professionnel de la santé mentale (psychologue, thérapeute, conseiller):

- Compte tenu de l'impact psychologique et émotionnel du PGAD, la collaboration avec un professionnel de la santé mentale est essentielle.

- Les psychologues, thérapeutes ou conseillers ayant une expertise en matière de santé sexuelle et de douleur chronique peuvent proposer des interventions psychologiques, telles que la thérapie cognitivo-comportementale (TCC), les approches basées sur la pleine conscience et les techniques de thérapie sexuelle.

4. Kinésithérapeute du plancher pelvien:

- Les physiothérapeutes du plancher pelvien peuvent évaluer et traiter le dysfonctionnement des muscles du plancher pelvien, qui peut contribuer ou exacerber les symptômes du PGAD.

- Ils peuvent fournir une formation sur la conscience des muscles du plancher pelvien, des techniques de relaxation et des exercices ciblés pour améliorer la fonction du plancher pelvien et réduire l'hypersensibilité génitale.

5. **Endocrinologue ou spécialiste des hormones:**
   - Si l'on soupçonne que des déséquilibres ou des fluctuations hormonaux contribuent aux symptômes du PGAD, une consultation avec un endocrinologue ou un spécialiste des hormones peut être justifiée.
   - Ils peuvent évaluer les niveaux hormonaux, recommander des thérapies ou des traitements hormonaux appropriés et surveiller les facteurs hormonaux potentiels influençant le PGAD.

6. **Spécialiste en médecine intégrative ou prestataire en thérapie complémentaire:**
   - Pour les personnes intéressées à explorer des approches complémentaires et intégratives, la collaboration avec un praticien qualifié

dans ces domaines peut fournir des conseils sur des thérapies complémentaires sûres et efficaces pour soutenir la gestion du PGAD.

- ○ Cela peut inclure des pratiques corps-esprit, de l'acupuncture, des suppléments nutritionnels ou à base de plantes et des modifications du mode de vie.

7. **Groupes de soutien par les pairs ou organisations de défense des patients:**
   - ○ La connexion avec des groupes de soutien par les pairs ou des organisations de défense des patients peut fournir un sentiment de communauté, de validation et d'expériences partagées aux personnes atteintes de PGAD.
   - ○ Ces groupes peuvent offrir des ressources précieuses, du matériel pédagogique et un soutien émotionnel, complétant les soins cliniques fournis par l'équipe de traitement.

Une communication et une coordination efficaces entre les membres de l'équipe de traitement multidisciplinaire sont essentielles pour élaborer un plan de prise en charge individualisé et complet adapté aux besoins et objectifs spécifiques de chaque personne atteinte de PGAD. Des réunions d'équipe régulières, le partage d'informations et une prise de décision collaborative peuvent garantir une approche cohérente et intégrée du traitement PGAD.

Modèles de Prise de Décision en Matière de Traitement

Lors de la gestion d'une affection complexe telle que le trouble de l'excitation génitale persistante (PGAD), un modèle de prise de décision structuré peut faciliter la planification collaborative du traitement et donner la priorité aux préférences et aux valeurs de l'individu. Plusieurs modèles de prise de décision peuvent être appliqués dans le contexte du PGAD, notamment :

1. **Modèle de prise de décision partagée:**
   - Le modèle de prise de décision partagée met l'accent sur l'implication active de l'individu aux côtés des professionnels de santé dans le processus de décision de traitement.

- ○ Cela implique une communication ouverte, un échange d'informations et une prise en compte des valeurs, des préférences, des objectifs de l'individu, ainsi que de l'expertise et des recommandations fondées sur des données probantes de l'équipe de soins.
- ○ Ce modèle favorise un partenariat collaboratif, permettant à l'individu de faire des choix éclairés concernant ses options de traitement.

2. Modèle de soins centrés sur le patient:

- ○ Le modèle de soins centrés sur le patient place l'individu au centre du processus de planification du traitement, garantissant que ses besoins, ses valeurs et ses préférences constituent la priorité.
- ○ Cela implique d'impliquer activement l'individu, de respecter son autonomie et d'adapter le plan de traitement à sa situation et à ses objectifs uniques.
- ○ Ce modèle reconnaît l'individu comme partenaire égal dans la prise de

décision et vise à construire une alliance thérapeutique solide.

3. Modèle de pratique fondé sur des données probantes:

- Le modèle de pratique fondée sur des données probantes intègre les meilleures données probantes de recherche disponibles à l'expertise clinique ainsi qu'aux valeurs et préférences de l'individu.
- Cela implique une évaluation critique et l'application des preuves scientifiques pertinentes tout en tenant compte des circonstances uniques de l'individu et en intégrant ses points de vue dans le processus décisionnel.
- Ce modèle garantit que les décisions de traitement sont fondées sur des preuves empiriques tout en restant personnalisées et alignées sur les objectifs de l'individu.

4. Modèle de soins par étapes:

- Le modèle de soins par étapes implique une approche hiérarchique, commençant par les options de traitement les moins intensives et les moins invasives et passant progressivement à des interventions plus intensives basées sur la réponse de l'individu et sur une évaluation continue.

- Ce modèle permet une approche flexible et personnalisée, minimisant les risques potentiels et les effets secondaires tout en optimisant l'efficacité du traitement.
- Cela peut être particulièrement utile dans la gestion du PGAD, où une combinaison d'interventions peut être nécessaire et où les plans de traitement peuvent devoir être ajustés en fonction de la réponse de l'individu.

Quel que soit le modèle adopté, une prise de décision efficace en matière de traitement pour le PGAD doit donner la priorité à une communication ouverte, à l'établissement d'objectifs collaboratifs ainsi qu'à un suivi et une évaluation continus. Une réévaluation régulière et un ajustement du plan de traitement peuvent être nécessaires à mesure que les besoins et la situation de la personne évoluent.

Coordonner les Soins Entre les Disciplines

La coordination des soins dans plusieurs disciplines est cruciale pour gérer efficacement le trouble de l'excitation génitale persistante (PGAD) en raison de la nature complexe et multiforme de cette maladie. Le PGAD peut avoir un impact sur divers aspects de la vie d'un individu, notamment le bien-être physique, psychologique, sexuel et social.

Assurer une collaboration et une communication transparentes entre les professionnels de la santé impliqués dans l'équipe de traitement est essentiel pour fournir des soins complets et intégrés. Voici quelques stratégies pour coordonner les soins entre les disciplines :

1. **Établissez des lignes de communication claires:**
   - Faciliter des canaux de communication ouverts et réguliers entre tous les membres de l'équipe multidisciplinaire, y compris les médecins, les professionnels de la santé mentale, les physiothérapeutes et les autres spécialistes impliqués dans les soins de la personne.

- Mettez en œuvre des plateformes sécurisées et conformes à la loi HIPAA pour partager des informations médicales pertinentes, des plans de traitement et des mises à jour de progrès.

2. **Désigner un coordonnateur de soins:**

- Nommez un coordonnateur de soins dédié, tel qu'une infirmière pivot ou un gestionnaire de cas, pour faciliter la communication et coordonner les soins entre les prestataires.

- Le coordinateur de soins peut servir de point de contact central, garantissant que les informations sont partagées efficacement et que les plans de traitement sont alignés entre les disciplines.

3. **Animer régulièrement des réunions d'équipe multidisciplinaires:**

- Planifiez des réunions ou des conférences de cas régulières impliquant tous les membres de l'équipe de traitement pour discuter des progrès de la personne, répondre à toute préoccupation ou défi, et développer ou ajuster en collaboration le plan de traitement.

- Ces réunions offrent une opportunité de collaboration interdisciplinaire, de prise de décision partagée et d'évaluation holistique des besoins de l'individu.

4. Élaborer des plans de traitement complets:

- Développer en collaboration des plans de traitement complets qui intègrent les recommandations et les interventions de toutes les disciplines pertinentes, abordant les aspects physiques, psychologiques, sexuels et sociaux du PGAD.

- Assurez-vous que les objectifs du traitement sont alignés et que les interactions ou conflits potentiels entre les différentes interventions sont traités de manière proactive.

5. **Établissez des rôles et des responsabilités clairs:**
    - Définissez clairement les rôles et les responsabilités de chaque membre de l'équipe de traitement pour assurer la continuité des efforts en temps opportun et combler les lacunes dans les soins.
    - Encourager les professionnels de différentes disciplines à respecter l'expertise de chacun et à collaborer dans une compréhension et un respect mutuels.

6. **Mettre en œuvre des dossiers de santé électroniques (DSE) partagés:**
    - Utilisez un système de dossier de santé électronique partagé qui permet à tous les membres de l'équipe de traitement d'accéder et de contribuer aux informations médicales, aux plans de traitement et aux notes de progression de l'individu.
    - Les DSE facilitent le partage transparent des informations, réduisent les redondances et

garantissent que tous les prestataires peuvent accéder aux données les plus à jour et les plus complètes.

7. **Impliquer la personne et les soignants:**
    - Impliquer activement la personne atteinte de PGAD et ses soignants ou son système de soutien dans le processus de traitement, en garantissant une communication ouverte et une prise de décision partagée.
    - Encouragez la personne à communiquer ses préoccupations, ses préférences ou ses commentaires aux prestataires de soins de santé appropriés, en favorisant une approche collaborative et centrée sur le patient.

Une coordination efficace des soins entre les disciplines nécessite une communication ouverte, un respect mutuel et un objectif commun consistant à fournir des soins complets et individualisés aux personnes atteintes de PGAD. Une évaluation et un ajustement réguliers des stratégies de coordination peuvent être nécessaires pour répondre à l'évolution des besoins et assurer la continuité des soins tout au long du parcours thérapeutique.

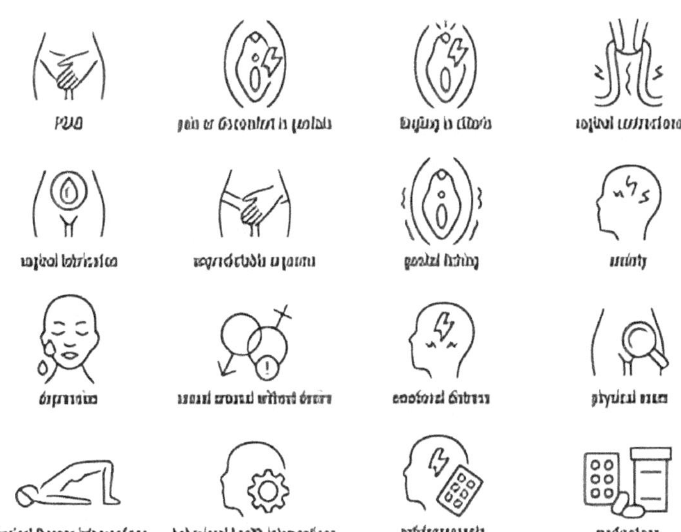

Chapitre 8

Populations Particulières et Considérations

PGAD Pédiatrique et Adolescent

Le trouble persistant de l'excitation génitale (PGAD) est une maladie rare qui peut potentiellement affecter les individus de tout âge, y compris les enfants et les adolescents. Bien que la prévalence du PGAD dans la population pédiatrique et adolescente ne soit pas bien documentée, il est crucial de reconnaître et de traiter cette maladie avec sensibilité et soins appropriés. Voici quelques considérations importantes concernant le PGAD chez les enfants et les adolescents :

1. **Évaluation et diagnostic adaptés à l'âge:**
   - Mener une évaluation et un diagnostic complets du PGAD chez les enfants et

les adolescents nécessitent une approche délicate et adaptée à l'âge.

- Les professionnels de la santé doivent être formés à communiquer avec les mineurs sur des sujets sensibles et à maintenir un environnement favorable et sans jugement.

- L'implication des parents ou tuteurs légaux dans le processus est essentielle tout en respectant la vie privée et l'autonomie de l'enfant ou de l'adolescent.

2. **Facteurs développementaux et psychologiques:**

- L'apparition du PGAD pendant l'enfance ou l'adolescence peut avoir des impacts psychologiques et émotionnels importants sur le développement et le bien-être de l'individu.

- Aborder les problèmes potentiels liés à l'image corporelle, à l'estime de soi, aux relations avec les pairs et à l'adaptation psychosociale devrait être une priorité dans le plan de traitement.

- L'implication de professionnels de la santé mentale, tels que des psychologues ou des thérapeutes pour enfants et adolescents, est cruciale pour fournir un soutien psychologique et des interventions adaptés à l'âge.

3. **Considérations physiologiques:**
   - Chez les enfants et les adolescents, le PGAD peut être associé à différents facteurs physiologiques par rapport aux adultes, tels que des changements hormonaux au cours de la puberté ou des conditions neurodéveloppementales.
   - Une évaluation médicale complète, y compris d'éventuelles évaluations neurologiques ou endocriniennes, peut être nécessaire pour identifier tout facteur contributif sous-jacent.

4. **Approche d'équipe multidisciplinaire:**
   - La gestion du PGAD dans la population pédiatrique et adolescente nécessite souvent une approche d'équipe multidisciplinaire impliquant des pédiatres, des gynécologues ou

urologues pour enfants et adolescents, des professionnels de la santé mentale et d'autres spécialistes concernés.

- Une collaboration et une coordination étroites entre les membres de l'équipe de traitement sont essentielles pour répondre aux besoins uniques de l'enfant ou de l'adolescent.

5. **Considérations relatives au traitement:**
   - Les interventions pharmacologiques pour le PGAD chez les enfants et les adolescents doivent être abordées avec prudence, en tenant compte des effets secondaires potentiels, des interactions médicamenteuses et des implications à long terme.
   - Les interventions non pharmacologiques, telles que la thérapie cognitivo-comportementale (TCC), les approches basées sur la pleine conscience et les modifications du mode de vie adaptées à l'âge, peuvent être des options de traitement initiales privilégiées.

6. Soutien des parents et des soignants:

- o Fournir une éducation et un soutien aux parents ou aux soignants est crucial dans la gestion du PGAD chez les enfants et les adolescents.
- o Les impliquer dans le processus de traitement, répondre à leurs préoccupations et à leurs questions et les doter de stratégies d'adaptation appropriées peut améliorer les résultats.

7. Considérations éthiques et juridiques:

- o Aborder le PGAD chez les mineurs peut impliquer des considérations éthiques et juridiques liées au consentement, à la confidentialité et à la capacité de prise de décision.
- o Les professionnels de la santé doivent connaître les lois et réglementations en vigueur et adhérer aux principes éthiques lorsqu'ils travaillent avec cette population.

Le PGAD pédiatrique et adolescent nécessite une approche sensible, adaptée à l'âge et multidisciplinaire pour garantir une évaluation, un diagnostic et une prise en charge appropriés.

PGAD Pendant la Grossesse et le Post-Partum

Le trouble persistant de l'excitation génitale (PGAD) peut présenter des défis et des considérations uniques pendant la grossesse et la période post-partum. Bien que cette maladie soit rare, les professionnels de la santé doivent être conscients de l'impact potentiel du PGAD sur les personnes enceintes et post-partum et leurs familles. Voici quelques aspects clés à considérer:

1. **Changements hormonaux et physiologiques:**
   - Les changements hormonaux et physiologiques importants qui se produisent pendant la grossesse et la période post-partum peuvent potentiellement influencer l'apparition ou l'exacerbation des symptômes du PGAD.
   - Les fluctuations des hormones, telles que les œstrogènes et la progestérone, peuvent contribuer à une altération des

mécanismes d'excitation sexuelle et à une sensibilité accrue.

- De plus, les changements physiques associés à la grossesse, tels qu'une augmentation de la vascularisation et de la pression pelviennes, pourraient potentiellement déclencher ou aggraver les symptômes du PGAD.

2. **Impact psychologique et émotionnel:**

- Les défis psychologiques et émotionnels associés au PGAD peuvent être aggravés pendant la grossesse et la période post-partum, lorsque les individus sont déjà confrontés à des changements de vie importants et à des troubles de l'humeur potentiels.

- Les symptômes du PGAD peuvent exacerber les sentiments d'anxiété, de stress et de détresse, contribuant potentiellement ou aggravant les troubles de l'humeur périnatals.

3. **Impact sur l'intimité et les relations:**

- Le PGAD peut mettre à rude épreuve les relations intimes et avoir un impact sur la fonction sexuelle, ce qui peut être particulièrement difficile pendant la période post-partum lorsque les couples s'adaptent aux changements dans leur dynamique relationnelle et leurs besoins en matière d'intimité.

- Une communication ouverte, un soutien et des conseils peuvent être bénéfiques pour maintenir des relations saines et répondre à toute préoccupation ou défi.

4. Considérations relatives au traitement:

- Les interventions pharmacologiques pour le PGAD pendant la grossesse et la période post-partum nécessitent une évaluation et une surveillance minutieuses en raison des risques potentiels pour le développement du fœtus ou du nourrisson allaité.
- Les approches non pharmacologiques, telles que la thérapie cognitivo-comportementale (TCC), les interventions basées sur la pleine conscience et la physiothérapie du plancher pelvien, peuvent être des

options de traitement privilégiées pendant cette période.

5. **Approche d'équipe multidisciplinaire:**
   - La gestion du PGAD pendant la grossesse et la période post-partum nécessite souvent une approche d'équipe multidisciplinaire impliquant des obstétriciens, des gynécologues, des professionnels de la santé mentale, des thérapeutes du plancher pelvien et d'autres spécialistes concernés.
   - Une collaboration et une coordination étroites entre les membres de l'équipe de traitement sont essentielles pour répondre aux besoins uniques de chaque personne et assurer le bien-être de la mère et du bébé.

6. **Soutien et ressources post-partum:**
   - Il est crucial de fournir un soutien et des ressources adéquats aux personnes souffrant de PGAD pendant la période post-partum, car cela peut être une période particulièrement vulnérable et difficile.

- ○ L'accès à des groupes de soutien, à des services de conseil et à des soins post-partum complets peut aider à relever les défis physiques, émotionnels et pratiques associés au PGAD.

Aborder le PGAD pendant la grossesse et la période post-partum nécessite une approche sensible, individualisée et multidisciplinaire. Les professionnels de la santé doivent être prêts à relever les défis uniques auxquels est confrontée cette population et à fournir le soutien et les ressources appropriés pour promouvoir le bien-être de l'individu et de sa famille.

PGAD Chez les Personnes Âgées

Le trouble persistant de l'excitation génitale (PGAD) peut présenter des défis et des considérations uniques chez la population adulte âgée. Bien que cette maladie puisse survenir à tout âge, il est essentiel de comprendre l'impact potentiel du PGAD sur les personnes âgées et de répondre à leurs besoins. Voici quelques aspects clés à considérer:

1. **Modifications physiologiques liées à l'âge:**
   - À mesure que les individus vieillissent, des changements physiologiques peuvent survenir et influencer la présentation et les causes potentielles du PGAD.
   - Les changements hormonaux associés à la ménopause ou à l'andropause, les changements vasculaires et les affections neurologiques plus courantes chez les personnes âgées (par exemple, la maladie de Parkinson, la sclérose en plaques) peuvent contribuer au développement ou à l'exacerbation des symptômes du PGAD.

2. **Comorbidités et polypharmacie:**
   - Les personnes âgées présentent souvent de multiples comorbidités et peuvent prendre divers médicaments, ce qui peut augmenter le risque d'interactions médicamenteuses potentielles ou d'effets secondaires contribuant au PGAD.

- o Des examens complets des médicaments et la prise en compte des conditions médicales sous-jacentes sont cruciaux lors de l'évaluation et de la gestion du PGAD dans cette population.

3. **Considérations cognitives et fonctionnelles:**

   - o Dans certains cas, les personnes âgées atteintes de PGAD peuvent également souffrir de déficiences cognitives ou de limitations fonctionnelles, ce qui peut avoir un impact sur leur capacité à comprendre et à gérer efficacement la maladie.

   - o Des approches adaptées en matière d'éducation, de soutien et de traitement peuvent être nécessaires pour répondre aux besoins cognitifs ou fonctionnels.

4. **Impact psychologique et social:**

   - o L'impact psychologique et social du PGAD chez les personnes âgées peut être important, conduisant potentiellement à l'isolement social, à une diminution de la qualité de vie et à des difficultés dans les relations intimes.

- Aborder des questions telles que l'image corporelle, l'estime de soi et les problèmes d'intimité peut être particulièrement important dans cette population.

5. Considérations relatives au traitement:

- Les interventions pharmacologiques pour le PGAD chez les personnes âgées doivent être soigneusement évaluées, en tenant compte des interactions médicamenteuses potentielles, des modifications du métabolisme des médicaments liées à l'âge et des effets secondaires potentiels.
- Les approches non pharmacologiques, telles que la thérapie cognitivo-comportementale (TCC), les interventions basées sur la pleine conscience et la physiothérapie du plancher pelvien, peuvent être des options de traitement initiales privilégiées.

6. Approche d'équipe multidisciplinaire:

- ○ La gestion du PGAD chez les personnes âgées nécessite souvent une approche d'équipe multidisciplinaire impliquant des gériatres, des prestataires de soins primaires, des professionnels de la santé mentale, des thérapeutes du plancher pelvien et d'autres spécialistes concernés.
- ○ Une collaboration et une coordination étroites entre les membres de l'équipe de traitement sont essentielles pour répondre aux besoins uniques de la personne âgée et garantir des soins complets.

7. Soutien et implication des soignants:

- ○ Dans certains cas, les personnes âgées atteintes de PGAD peuvent avoir besoin de l'aide de soignants ou de membres de leur famille pour gérer leur état et adhérer aux plans de traitement.
- ○ Fournir une éducation et un soutien aux soignants peut faciliter une meilleure compréhension et un

meilleur engagement dans les soins prodigués à la personne.

Aborder le PGAD chez la population adulte âgée nécessite une approche sensible, adaptée à l'âge et multidisciplinaire prenant en compte les facteurs physiologiques, psychologiques et sociaux uniques associés au vieillissement.

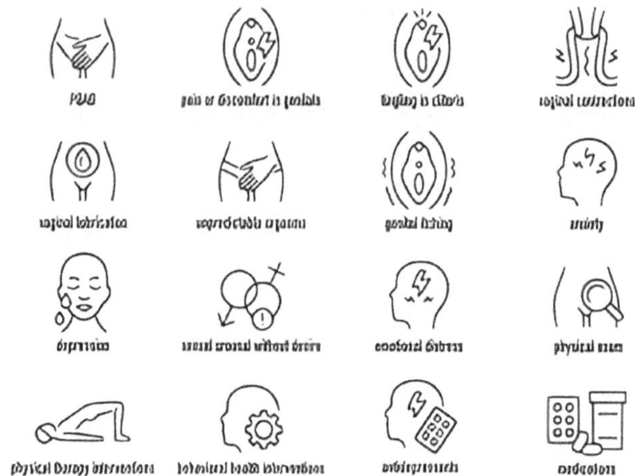

Chapitre 9

Orientations Futures et Questions sans Réponse

Domaines de Recherche plus Approfondie

Le trouble persistant de l'excitation génitale (PGAD) est une pathologie relativement nouvelle et peu étudiée, et il reste encore de nombreuses questions sans réponse et des domaines qui nécessitent des recherches plus approfondies. Faire progresser notre compréhension du PGAD est crucial pour améliorer le diagnostic, le traitement et la gestion globale de ce trouble débilitant. Voici quelques domaines clés qui méritent une enquête plus approfondie:

- **Études épidémiologiques:**
    - Mener des études épidémiologiques à grande échelle est essentiel pour mieux comprendre la prévalence, l'incidence et la répartition du PGAD dans

différentes populations, âges, sexes et ethnies.

- De telles études peuvent fournir des informations précieuses sur les facteurs de risque potentiels, les influences environnementales et les modèles démographiques associés au PGAD.

- **Étiologie et physiopathologie:**
  - Des recherches supplémentaires sont nécessaires pour élucider les mécanismes sous-jacents et la physiopathologie du PGAD, y compris les facteurs neurologiques, hormonaux, vasculaires et psychologiques contribuant à son développement et à sa persistance.
  - Comprendre l'étiologie pourrait conduire à des approches thérapeutiques plus ciblées et plus efficaces.

- **Facteurs génétiques et héréditaires:**
  - L'exploration des composantes génétiques et héréditaires potentielles du PGAD pourrait faire la lumière sur

les prédispositions possibles ou les schémas familiaux de la maladie.

- Les études génétiques peuvent également fournir des informations sur les voies biologiques impliquées et contribuer au développement de stratégies de traitement personnalisées.

- **Techniques de neuroimagerie et de neurostimulation:**
  - Des techniques avancées de neuroimagerie, telles que l'imagerie par résonance magnétique fonctionnelle (IRMf) ou la tomographie par émission de positons (TEP), pourraient aider à identifier les régions cérébrales et les circuits neuronaux impliqués dans le PGAD.
  - De plus, l'exploration des applications thérapeutiques potentielles des méthodes de neurostimulation, telles que la stimulation magnétique transcrânienne (TMS) ou la stimulation cérébrale profonde (DBS), pourrait offrir des options de

traitement alternatives aux personnes atteintes de PGAD réfractaire.

- **Biomarqueurs et outils de diagnostic:**
  - L'identification de biomarqueurs fiables ou le développement d'outils de diagnostic spécialisés pourraient améliorer la précision et l'efficacité du diagnostic de PGAD, conduisant potentiellement à une intervention plus précoce et à une meilleure prise en charge.

- **Essais cliniques et efficacité du traitement:**
  - La conduite d'essais cliniques bien conçus est cruciale pour évaluer l'efficacité et la sécurité de diverses approches thérapeutiques pharmacologiques, psychologiques et complémentaires pour le PGAD.
  - De tels essais pourraient fournir des conseils fondés sur des preuves aux professionnels de la santé et faciliter le développement de protocoles de traitement standardisés.

- **Impact sur la qualité de vie et facteurs psychosociaux:**
  - Des recherches supplémentaires sont nécessaires pour mieux comprendre l'impact multidimensionnel du PGAD sur la qualité de vie, la santé mentale, les relations intimes et le bien-être psychosocial global.
  - Ces connaissances peuvent éclairer le développement de systèmes de soutien et d'interventions complets pour aborder les aspects psychologiques et sociaux du PGAD.

- **Populations particulières et considérations:**
  - Il est essentiel d'étudier les défis et les besoins uniques de populations particulières, telles que les enfants et les adolescents, les personnes âgées, les personnes handicapées et les personnes issues de divers milieux culturels, pour fournir des soins adaptés et inclusifs au PGAD.

Les efforts de collaboration entre les chercheurs, les professionnels de la santé, les groupes de défense des patients et les agences de financement sont cruciaux pour aborder ces domaines de recherche et faire progresser notre compréhension du PGAD.

Traitements Émergents à L'horizon

Le trouble persistant de l'excitation génitale (PGAD) est une affection relativement nouvelle et peu étudiée, et à mesure que notre compréhension de ses mécanismes sous-jacents et de sa physiopathologie continue d'évoluer, les approches thérapeutiques potentielles à l'horizon évoluent également.

Alors que les stratégies de gestion actuelles impliquent souvent une combinaison de thérapies pharmacologiques, psychologiques et complémentaires, les recherches et essais cliniques en cours explorent des modalités de traitement nouvelles et innovantes. Voici quelques traitements émergents prometteurs pour la gestion future du PGAD :

- **Interventions pharmacologiques ciblées:**
    - À mesure que nos connaissances sur les facteurs neurologiques, hormonaux et vasculaires impliqués dans le PGAD

s'approfondissent, il devient possible de développer des interventions pharmacologiques plus ciblées et plus spécifiques.

- Les chercheurs explorent le potentiel de médicaments qui modulent des systèmes de neurotransmetteurs spécifiques, des voies hormonales ou des mécanismes vasculaires impliqués dans la régulation de l'excitation et de l'inhibition sexuelles.

- **Techniques de neuromodulation et de stimulation cérébrale:**
  - Les progrès des technologies de neuromodulation et de stimulation cérébrale, telles que la stimulation magnétique transcrânienne (TMS), la stimulation transcrânienne à courant continu (tDCS) et la stimulation cérébrale profonde (DBS), ouvrent de nouvelles voies pour le traitement du PGAD.
  - Ces techniques peuvent offrir des moyens non invasifs ou mini-invasifs pour moduler l'activité de régions

spécifiques du cerveau ou de circuits neuronaux impliqués dans la régulation de l'excitation et de l'inhibition sexuelles.

- **Médecine régénérative et thérapies par cellules souches:**
    - Le domaine de la médecine régénérative et des thérapies à base de cellules souches offre le potentiel de traiter les cas de PGAD liés à des lésions ou à un dysfonctionnement nerveux.
    - Les chercheurs explorent l'utilisation de cellules souches ou d'autres approches régénératrices pour réparer ou régénérer les nerfs ou les voies neuronales endommagés contribuant aux sensations d'excitation génitale persistantes.

- **Médecine personnalisée et thérapies de précision:**
    - À mesure que notre compréhension des fondements génétiques et moléculaires du PGAD s'améliore, le potentiel d'une médecine

personnalisée et de thérapies de précision adaptées au profil génétique unique ou aux marqueurs biologiques d'un individu devient de plus en plus réalisable.

- ○ Cette approche pourrait conduire à des stratégies de traitement plus ciblées et plus efficaces abordant les mécanismes sous-jacents contribuant au PGAD de chaque individu.

- **Appareils portables et télémédecine:**
  - ○ Le développement d'appareils portables et de technologies de surveillance à distance pourrait faciliter le suivi et la gestion en temps réel des symptômes du PGAD, permettant ainsi des approches thérapeutiques plus personnalisées et adaptatives.
  - ○ De plus, l'intégration de plateformes de télémédecine et de soins virtuels pourrait améliorer l'accès aux soins spécialisés de PGAD, en particulier pour les personnes vivant dans des zones reculées ou mal desservies.

- **Réalité virtuelle et thérapies numériques:**
    - ○ L'utilisation de la réalité virtuelle (VR) et de la thérapie numérique est un domaine émergent qui recèle un potentiel pour la gestion du PGAD.
    - ○ Les environnements VR pourraient être utilisés pour la thérapie d'exposition, l'entraînement à la pleine conscience ou les interventions cognitivo-comportementales, offrant ainsi des expériences thérapeutiques immersives et engageantes.
    - ○ Les thérapies numériques, telles que les applications mobiles ou les plateformes Web, pourraient offrir des outils d'autogestion accessibles et personnalisés aux personnes atteintes de PGAD.

Bon nombre de ces traitements émergents en sont encore aux premiers stades de recherche et de développement. Leur sécurité, leur efficacité et leur applicabilité à la gestion du PGAD nécessiteront des recherches plus approfondies et rigoureuses au moyen d'essais cliniques et d'approbations réglementaires.

Améliorer L'éducation et la Sensibilisation

Améliorer l'éducation et la sensibilisation au trouble de l'excitation génitale persistante (PGAD) est crucial pour déstigmatiser cette maladie, promouvoir une reconnaissance précoce et faciliter l'accès à des soins et à un soutien appropriés. Malgré son impact significatif sur la qualité de vie des individus, le PGAD reste une pathologie relativement méconnue et mal comprise, même parmi de nombreux professionnels de santé.

Combler ce manque de connaissances et sensibiliser est essentiel pour faire progresser le diagnostic, le traitement et la prise en charge globale du PGAD. Voici quelques stratégies clés qui peuvent contribuer à améliorer l'éducation et la sensibilisation :

- **Éducation et formation des professionnels de la santé:**
    - L'intégration de la formation PGAD dans les programmes d'études des médecins, des soins infirmiers et des professionnels paramédicaux peut

doter les futurs prestataires de soins de santé des connaissances et des compétences nécessaires pour reconnaître, diagnostiquer et gérer cette maladie.

- Les programmes de formation continue, les séminaires et les ateliers destinés aux professionnels de la santé en exercice peuvent les tenir au courant des dernières recherches, critères de diagnostic et approches thérapeutiques pour le PGAD.

- **Campagnes de sensibilisation du public:**
    - L'élaboration et la mise en œuvre de campagnes de sensibilisation du public, en collaboration avec des groupes de défense des patients et des organismes de soins de santé, peuvent contribuer à accroître la visibilité et la compréhension du PGAD par la population générale.
    - Ces campagnes peuvent utiliser diverses plateformes, telles que les médias sociaux, la télévision, la radio

et les documents imprimés, pour diffuser des informations précises et accessibles sur le PGAD.

- **Ressources éducatives pour les patients:**
    - La création de ressources éducatives complètes et conviviales, telles que des brochures d'information, des vidéos ou des plateformes en ligne, peut responsabiliser les personnes atteintes de PGAD et leurs soignants en fournissant des informations fiables sur la maladie, sa prise en charge et les services de soutien disponibles.

- **Déstigmatisation et dialogue ouvert:**
    - Promouvoir un dialogue et des conversations ouverts sur le PGAD au sein de la communauté des soins de santé et dans la société en général peut contribuer à déstigmatiser cette maladie et encourager les individus à consulter un médecin sans crainte ni embarras.
    - S'engager avec des groupes de défense des patients, des réseaux de soutien et

des médias peut faciliter des discussions honnêtes et compatissantes sur les défis auxquels sont confrontées les personnes atteintes de PGAD.

- **Diffusion de la recherche et partage des connaissances:**
  - Veiller à ce que les résultats de la recherche et les progrès dans la compréhension du PGAD soient largement diffusés par le biais de publications scientifiques, de conférences et de réseaux professionnels peut contribuer à l'expansion continue des connaissances et au développement de meilleures pratiques.
  - La création de réseaux et de plateformes de collaboration permettant aux chercheurs, cliniciens et défenseurs des patients de partager des idées et des expériences peut accélérer la traduction de la recherche en applications pratiques.

- **Collaboration avec les parties prenantes:**
  - Favoriser les collaborations entre les professionnels de la santé, les chercheurs, les groupes de défense des patients, les décideurs politiques et les parties prenantes concernées peut créer un effort cohérent et coordonné pour améliorer l'éducation et la sensibilisation au PGAD.
  - De telles collaborations peuvent également éclairer l'élaboration de lignes directrices, de politiques et d'allocation de ressources pour soutenir les initiatives d'éducation et de sensibilisation du PGAD.

Améliorer l'éducation et la sensibilisation au PGAD nécessite une approche multiforme qui implique les professionnels de la santé, les chercheurs, les défenseurs des patients et la communauté au sens large. En comblant les lacunes dans les connaissances, en déstigmatisant la maladie et en promouvant un dialogue ouvert, les personnes atteintes de PGAD peuvent recevoir la compréhension, le soutien et les soins appropriés qu'elles méritent, améliorant ainsi leur qualité de vie globale.

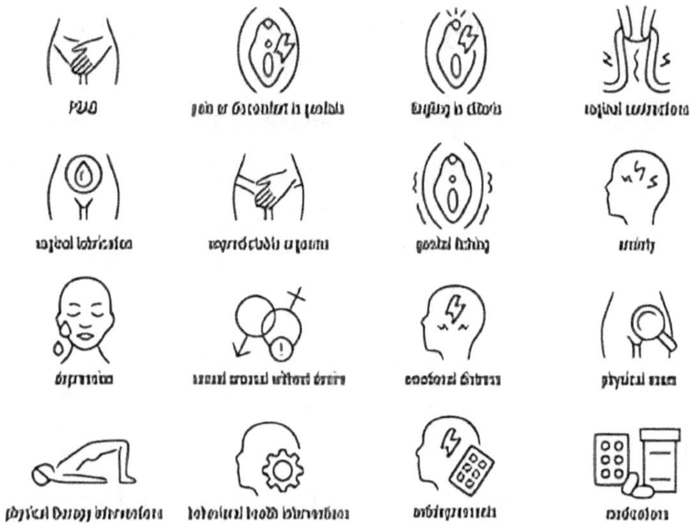

Conclusion

Le trouble persistant de l'excitation génitale (PGAD) est une affection complexe et souvent mal comprise qui peut avoir un impact profond sur le bien-être physique, psychologique et social d'un individu. Malgré sa rareté, le PGAD représente un défi important qui nécessite une approche globale et multidisciplinaire de la prise en charge.

Ce guide complet vise à fournir une exploration détaillée du PGAD, couvrant divers aspects, depuis sa définition et ses critères de diagnostic jusqu'aux dernières recherches sur l'étiologie, la physiopathologie et les modalités de traitement. En étudiant l'interaction complexe des facteurs physiologiques, neurologiques et psychologiques contribuant au PGAD, nous avons acquis une compréhension plus approfondie de la nature multiforme de cette maladie.

Tout au long des chapitres, nous avons souligné l'importance d'une approche centrée sur le patient, reconnaissant les expériences et les besoins uniques de chaque personne vivant avec un PGAD. Les stratégies de prise en charge efficaces impliquent souvent une combinaison d'interventions pharmacologiques, de thérapies psychologiques, d'approches complémentaires et intégratives et de modifications du mode de vie adaptées aux circonstances spécifiques de l'individu.

Il est primordial de constituer une équipe de traitement collaborative et multidisciplinaire, impliquant des professionnels de la santé de diverses spécialités, tels que des gynécologues, des urologues, des neurologues, des professionnels de la santé mentale et des thérapeutes du plancher pelvien. Cet effort de collaboration garantit une approche holistique et globale, abordant les aspects physiques, psychologiques, sexuels et sociaux du PGAD.

Bien que des progrès significatifs aient été réalisés dans la compréhension et la gestion du PGAD, de nombreuses questions sans réponse et des domaines nécessitant des recherches plus approfondies demeurent. L'exploration continue de l'étiologie, de la physiopathologie et des cibles thérapeutiques potentielles est cruciale pour développer des traitements plus efficaces et ciblés. De plus, étudier l'impact du PGAD sur la qualité de vie et sur des populations particulières contribuera à garantir des soins inclusifs et adaptés à toutes les personnes touchées par cette maladie.

Alors que nous regardons vers l'avenir, les traitements émergents et les approches innovantes sont prometteurs pour améliorer la vie des personnes atteintes de PGAD. L'horizon regorge de percées potentielles, depuis les interventions pharmacologiques ciblées et les techniques de neuromodulation jusqu'à la médecine régénérative et les thérapies personnalisées.

Il est tout aussi important d'améliorer l'éducation et la sensibilisation au PGAD auprès des professionnels de la santé, des décideurs politiques et du grand public. Déstigmatiser la maladie, promouvoir un dialogue ouvert et diffuser des informations précises sont des étapes essentielles vers une reconnaissance précoce, un diagnostic approprié et un accès à des ressources de soutien.

En conclusion, ce guide complet témoigne des progrès significatifs réalisés dans la compréhension et la gestion du trouble persistant de l'excitation génitale. Il met également en évidence l'engagement et la collaboration continus requis de la part des chercheurs, des professionnels de la santé, des défenseurs des patients et des décideurs politiques pour continuer à faire progresser le domaine et à améliorer la qualité de vie des personnes touchées par cette maladie complexe et difficile.

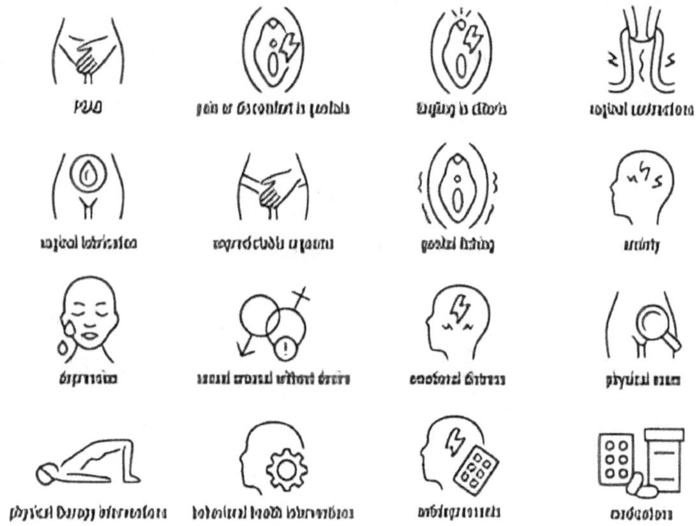

Annexe

Glossaire des Termes

Clitoris: Petite structure érectile située au sommet de la vulve, contenant une forte concentration de terminaisons nerveuses et jouant un rôle crucial dans la stimulation et l'excitation sexuelles.

Stimulation Cérébrale Profonde (DBS): Une procédure neurochirurgicale invasive impliquant l'implantation d'électrodes dans des régions spécifiques du cerveau pour moduler l'activité neuronale par stimulation électrique.

Dopamine: Neurotransmetteur impliqué dans diverses fonctions, notamment la récompense, la motivation et la régulation du comportement et du désir sexuels.

Dyspareunie: Douleur génitale persistante ou récurrente associée à l'activité sexuelle.

Hypothalamus: Région du cerveau qui joue un rôle crucial dans la régulation de divers processus physiologiques, notamment la fonction et le comportement sexuels.

Douleur Neuropathique: Douleur résultant d'une blessure ou d'un dysfonctionnement du système nerveux, souvent décrite comme une sensation de brûlure, de tir ou de type électrique.

Norépinéphrine: Un neurotransmetteur impliqué dans la régulation des réponses à l'attention, à l'éveil et au stress, entre autres fonctions.

Nerf Pudendal: Nerf majeur qui innerve les organes génitaux externes et les muscles du plancher pelvien, jouant un rôle dans la fonction sexuelle.

Sérotonine: Un neurotransmetteur impliqué dans la régulation de l'humeur, du sommeil, de l'appétit et du comportement sexuel, entre autres fonctions.

Stimulation Transcrânienne par Courant Continu (tDCS): Une technique de stimulation cérébrale non invasive qui consiste à appliquer des courants électriques directs de faible intensité sur le cuir chevelu, modulant l'excitabilité des régions cérébrales sous-jacentes.

Stimulation Magnétique Transcrânienne (TMS) : Une technique de stimulation cérébrale non invasive qui utilise des champs magnétiques pour moduler l'activité de régions spécifiques du cerveau.

Ressources

1. **Société internationale pour l'étude de la santé sexuelle des femmes (ISSWSH):** www.isswsh.org.
   - Il s'agit d'une organisation professionnelle dédiée à l'avancement des connaissances et de la recherche sur la santé sexuelle des femmes, y compris des informations et des ressources sur le PGAD.

2. **Société internationale de la douleur pelvienne (IPPS):** www.pelvicpain.org.
   - Il s'agit d'une organisation axée sur la promotion de l'éducation, de la recherche et du plaidoyer liés à diverses affections liées à la douleur pelvienne, y compris le PGAD.

3. **PersistentDesire.com**

- Communauté de soutien en ligne et ressource pour les personnes atteintes de PGAD, fournissant des informations, des forums et des connexions aux professionnels de la santé.

4. **Réseau de soutien PGAD:** www.pgadsupport.org.
    - Une organisation à but non lucratif offrant des ressources, des groupes de soutien et du matériel pédagogique aux personnes touchées par le PGAD.

5. **Association nationale de vulvodynie:** www.nva.org.
    - Une organisation dédiée au soutien des personnes souffrant de vulvodynie et d'autres douleurs vulvaires, qui peuvent chevaucher ou être diagnostiquées à tort comme PGAD.

A Propos de L'auteur

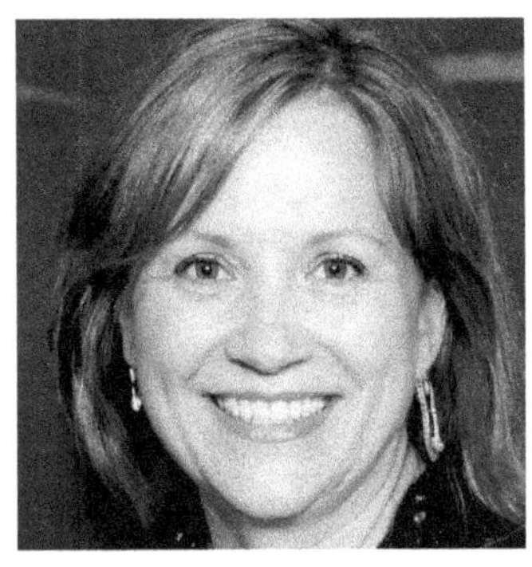 **Isabelle White** l'écriture éclaire les défis de santé avec une profonde expertise et compassion. En tant que praticienne de la médecine intégrative, elle allie les connaissances médicales conventionnelles à des approches holistiques fondées sur des données probantes.

Le Dr White a obtenu son diplôme de médecine et une maîtrise en médecine traditionnelle chinoise de l'Université de Washington. Elle possède plus de 15 ans d'expérience clinique, permettant aux patients d'optimiser leur santé et leur bien-être. En tant qu'écrivain chevronné en matière de santé, le Dr White est réputé pour distiller des concepts médicaux complexes dans un langage accessible et engageant. Elle a publié des articles sur les techniques intégratives dans des revues et des livres médicaux.